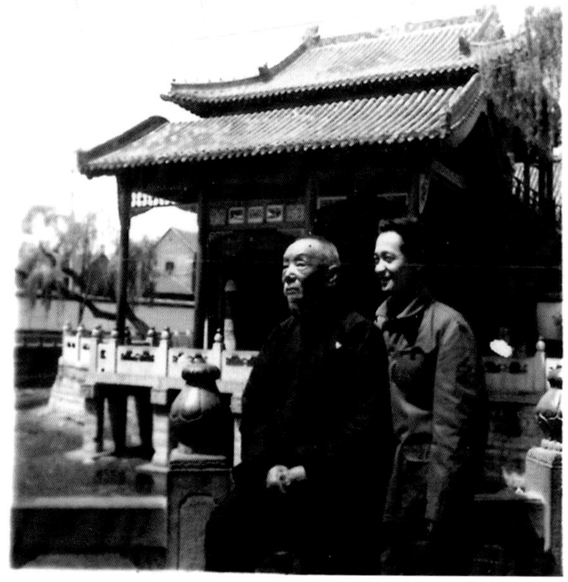

图 1　毕林德与老师侯丹峰先生合影

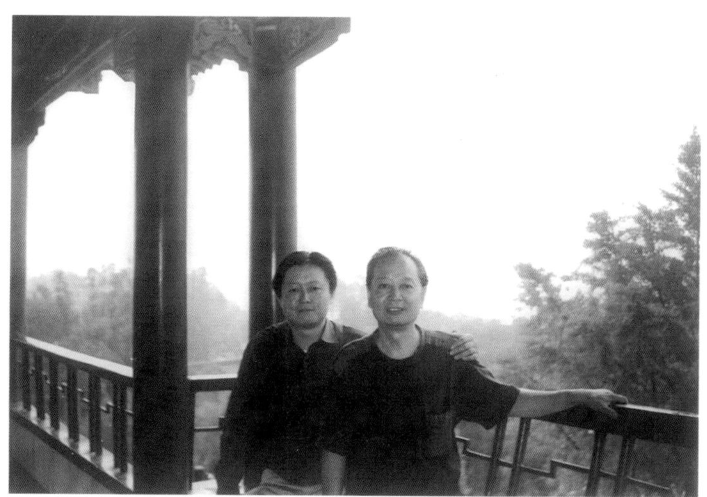

图 2　本书作者毕林德、毕颖父子合影

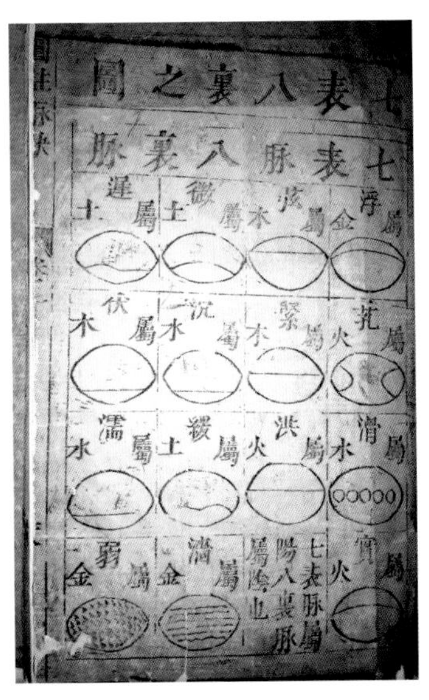

图 3　明天启刻本《图注脉诀辨真》七表八里图

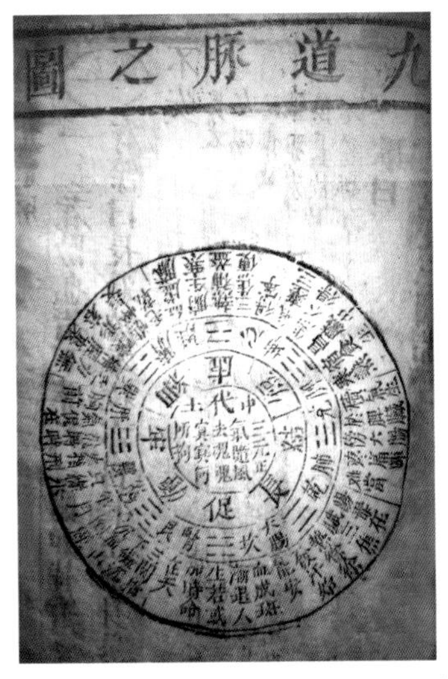

图 4　明天启刻本《图注脉诀辨真》九道脉图

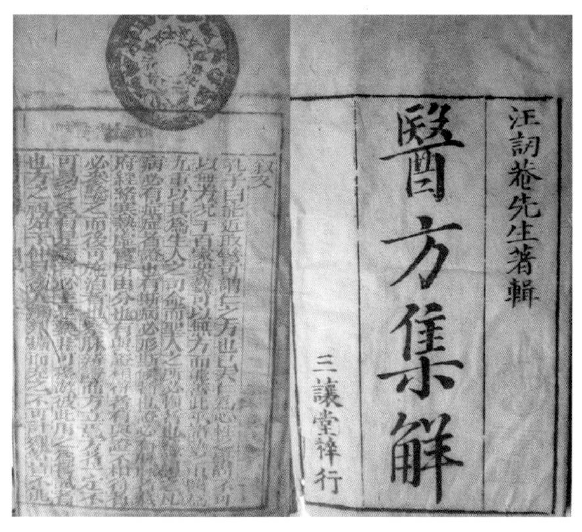
汪訒菴先生著輯
醫方集解
三讓堂梓行

图 5　清代康熙版本《医方集解》首页

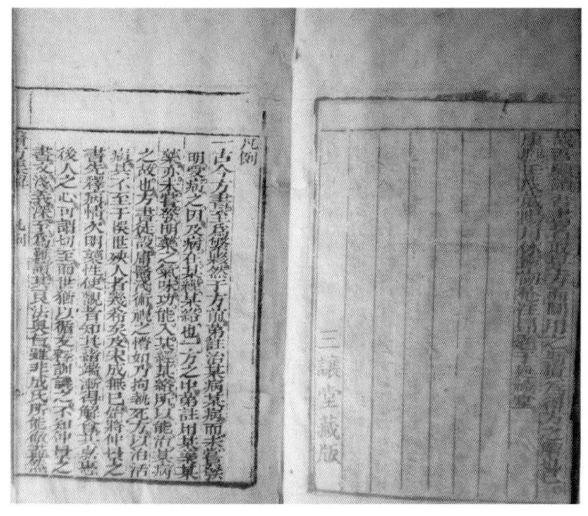
凡例
三讓堂藏版

图 6　清代康熙版本《医方集解》凡例

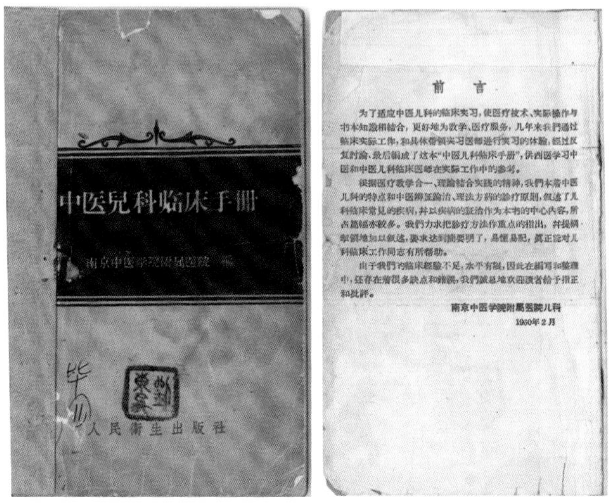

中医兒科临床手册

南京中医学院附属医院 编

人民衛生出版社

前　言

为了适应中医儿科的临床实习，使医疗技术、实际操作与书本知識相結合，更好地为教学、医疗服务，几年来我們通过临床实际工作，和具体带領实习医師进行实习的体验，經过反复討論，最后編成了这本"中医儿科临床手册"，供西医学习中医和中医儿科临床医師在实际工作中的参考。

根据医疗教学合一、理論結合实践的精神，我們本着中医儿科的特点和中医辨証論治、理法方药的診疗原則，叙述了儿科临床常見的疾病，并以疾病的証治作为本书的中心內容，所占篇幅亦較多。我們力求把診疗方法作重点的指出，并提綱挈領地加以叙述，要求达到簡要明了，易懂易記，真正能对儿科临床工作同志有所帮助。

由于我們的临床經驗不足，水平有限，因此在編写和整理中，还存在着很多缺点和錯誤，我們誠恳地欢迎讀者給予指正和批評。

南京中医学院附属医院儿科

1960年2月

图 7　刘东升先生赠给毕林德的医书

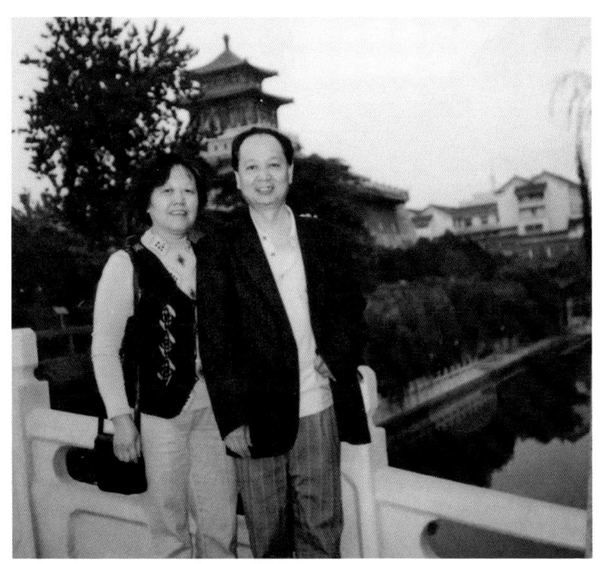

图 8　毕林德与妻子郑铁慧的合影

易 脉 合 解

毕林德　毕颖　著

山 东 大 学 出 版 社

图书在版编目(CIP)数据

易脉合解/毕林德,毕颖著.—济南:山东大学出版社,2019.3(2022.9 重印)

ISBN 978-7-5607-6318-7

Ⅰ.①易… Ⅱ.①毕… ②毕… Ⅲ.①《周易》—应用—脉诊—研究 Ⅳ.①R241.2

中国版本图书馆 CIP 数据核字(2019)第 064137 号

责任策划:唐　棣
责任编辑:刘森文　毕文霞
封面设计:张　荔

出版发行:山东大学出版社
社　址　山东省济南市山大南路 20 号
邮　编　250100
电　话　市场部(0531)88363008
经　销:新华书店
印　刷:济南巨丰印刷有限公司
规　格:850 毫米×1168 毫米　1/32
6 印张　140 千字　2 彩插
版　次:2019 年 3 月第 1 版
印　次:2022 年 9 月第 2 次印刷
定　价:28.00 元

前言

《周易》是中国古代经典之一，被誉为“六经之首”，是占筮算卦之书。在我国，占筮起源很早。古代关于数的记载大体上是统一的。考古方面在河南安阳出土的甲骨上刻有数字一至十，“一 二 三 亖 X 介 十)(ㄋ 丨”；陕西西安张家坡出土的卜骨上有“六七七八六六、七六六六七六”，偶数、奇数的两个组合，换成阴阳符号为升卦（䷭）和屯卦（䷂）；甘肃徐家碾寺洼出土的陶罐，左耳上刻有“≋”组成的坤卦……

易卦起源于宗教中巫术占验方法之一的“八索之占”（古称“八绳索之占”）。八卦是八索的继续和发展。《四库全书总目·五经总义类后案》言：“盖易包万汇，随举一义，皆有所通，数惟人所推，象惟人所取，理惟人所说，故一变再变而不已。”易为大道，道冠九州，易学传遍于世界。贤传易道，易传贤，易未开卷，象数已在其中。《周易》是上古的历史、天文、社会风俗、人文地理、古医学、飞潜动植，以天道、地道、人道、阴阳五行、天文历法、物候学融为洁清精微之教。自春秋战国迄今，已有千余家解释、考证、传注、解说、笺疏、释译。用西方说法是诠释学、解释学，用解

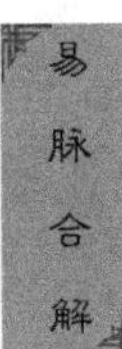

说的形式理解和指南义理思想，探寻《周易》作者的思想义理，通过训诂、实践运用、简单的复制传述《周易》，也就是对《周易》的再创造、再拓出、再升华。生活在春秋末期的孔子五十岁学《易》，把《周易》作为传授、整理、诠释的对象并发扬光大，成为儒家传承的学说。至汉武帝时，独尊儒术，《周易》因孔子儒家诠释学说，跃居“五经”之首，地位高于其他经典。秦亡砖俑，未坠斯文，汉理珠囊，重兴儒雅。传《易》者西京有子夏、孟喜、京房、费直、田何，东都有荀爽、刘向、马融、郑玄、虞翻，大体更相祖述。唯《焦氏易林》与《周易》卦象相合，交融分证，分条阐发，与《周易》本义相合。至魏世王弼之注，扫象不谈，专以乘承比应为解，历唐至宋，极盛一时，提倡得意忘象。所以江左诸儒，并传其学，江北罕能及之，江南义疏十有余家皆辞尚玄虚。三国管辂，明象而不通其理。南朝取王弼，北朝取郑玄。至隋迄唐，孔颖达、陆德明、李鼎祚，易道大明。至五代陈抟制图于华山，称之为“图书之学”。易学至邵子康节，独冠古今，制数理、图意、先天方圆图书，六十卦变三百六十卦。易理图意皆易之神品，运用朴素的历史哲理观，又运用卦象和编年大运推出历代兴亡的规律，著为《皇极经世书》。不同于法，而同于易道，用易图、易理、易数，相合唯邵子。邵子是北宋著名的思想家，理学家和术数名家，还著有《渔樵问答》和《伊川击埌集》，居洛阳称“第一安乐窝”。北宋二程老苏说易，专说爱恶相攻，而吉凶生。东坡先生见老苏太粗疏，却添得些医学佛老，其书自作两样。至南宋有朱熹、陆象山等三百多人在鹅湖山下论道，训诂、气功、易理、象数各说各有理，其理未分胜负。朱子认为先见象数，方说得有理，虚理易差。又元人吴澄以经解经，至明何楷考订训诂，来知德以同体同性，以说错综。至清朝乾嘉道咸间，训诂高涨，领军人有戴震、惠栋，百花齐放，焦循著《雕菰楼易学三书》、阮元校勘、端木国瑚著《周易指》。以《火珠林》起课者，只用其爻而不用其辞，见其吉凶。至俞樾平议、杭辛斋易学、于省吾新证、闻一多义证类纂、尚秉和易学、李镜池易校释，各有特色。俱往矣，唯高亨先生，别开一面，独树一帜，用白话解《周易》，深入浅出，一目了然，开创出了新的典范。

理、数、象、占是《周易》的四要素，蕴藏着今天人们难以理解的巨大信息。余四十多年来喜研《周易》，明易理又精通医术，反复实践，开创和研究出了中医八卦脉谱，卦脉共六十四种，中医八卦针灸穴位和中医八卦三十六式七十二变药方。多年来记录医案的药方不胜枚举，诊治挽救了许多危重患者，起到良好的疗效。经再三反复实践，运用卦脉得心应手，能准确确诊，效果良好。运用辨证施治的唯物观、辩证观，历时数年，呕心沥血编纂此书，至今竣事，了此心愿。欢迎海内外易学、中医学界专家学者批评指正，为研究易学和中医学的学者提供参考。

毕林德写于扫云堂。毕颖整理于

2018 年 6 月

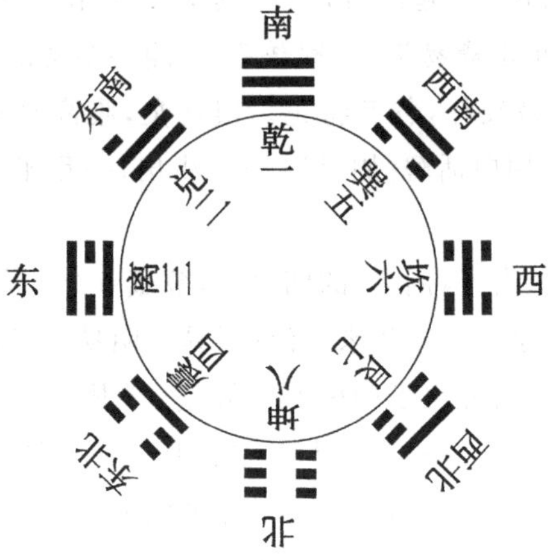

先天八卦方位图

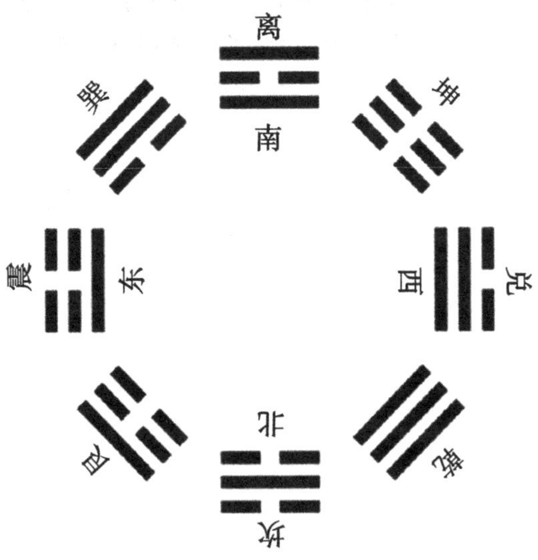

后天八卦方位图

目　录

上　篇　《周易》古经今解

目录

下　篇　易医卦脉论

上篇

《周易》古经今解

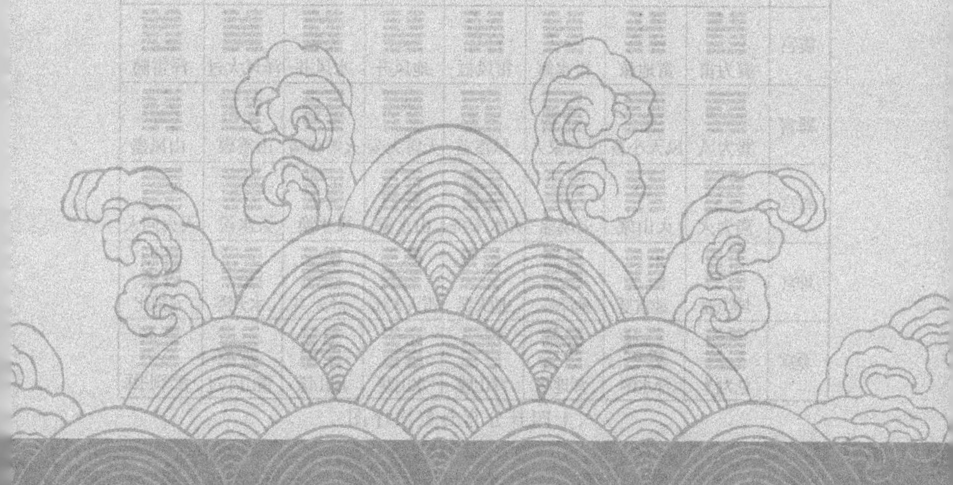

八宫	八纯卦	初爻变	二爻变	三爻变	四爻变	五爻变	游魂卦	归魂卦
乾宫	乾为天	天风姤	天山遁	天地否	风地观	山地剥	火地晋	火天大有
坎宫	坎为水	水泽节	水雷屯	水火既济	泽火革	雷火丰	地火明夷	地水师
艮宫	艮为山	山火贲	山天大畜	山泽损	火泽睽	天泽履	风泽中孚	风山渐
震宫	震为雷	雷地豫	雷水解	雷风恒	地风升	水风井	泽风大过	泽雷随
巽宫	巽为风	风天小畜	风火家人	风雷益	天雷无妄	火雷噬嗑	山雷颐	山风蛊
离宫	离为火	火山旅	火风鼎	火水未济	山水蒙	风水涣	天水讼	天火同人
坤宫	坤为地	地雷复	地泽临	地天泰	雷天大壮	泽天夬	水天需	水地比
兑宫	兑为泽	泽水困	泽地萃	泽山咸	水山蹇	地山谦	雷山小过	雷泽归妹

六十四卦分宫卦象次序图

《周易》概说

1.三才之位:卦有六爻,初与二为地之道,三与四爻为人之道,五与上两爻为天之道。

2.六爻正位:凡六爻之位,初、三、五为阳位,二、四、上为阴位。卦爻合于此者谓之当位,或曰正,或曰得位。六爻俱正者乃既济卦,称"既济定位"。

3.失位不正:凡爻位不合阴位、阳位者,谓之失位,或曰不正、失正。

4.吉凶之位:六爻之中间四爻,二与四、三与五,同功而异位。二多誉、三多凶、四多惧、五多功。

5.中和、中正、不中:六爻之中,二居内卦之中,五居外卦之中,皆谓中,亦曰中行、中和。若二为阴、五为阳,合于正位,多以"中正"称之。三、四爻以其居六爻之中亦称"中正"。爻位非二、五,则曰不中。前列数种皆言爻位,亦有地位、职位之意,有上下贵贱之别。

6.时:论时有二义,一曰有定之时,天之四时,时有定候,非人之所能变更,所谓后天而奉天时者也。一曰无定之时,人事有轻重缓急,或损或益,或行或止,所谓观乎天文以察时变者也。

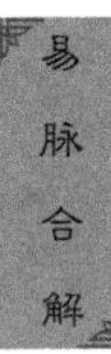

时有以盈虚消息言者，泰否剥复之类；有以事言者，讼师颐之类；有以理言者，谦履咸恒之类；有以象言者，井鼎之类。

7. 德：论德有二义：一曰卦德，《系辞》曰：杂物撰德。又曰：阴阳合德，刚柔有体，以体天地之撰。卦之德，乾健、坤顺、震动、巽入、离丽、坎陷、艮止、兑说。一曰道德，《系辞》：天地之大德曰生。德有大小，必与位称。无德而据位，谓之窃位。德薄而位尊，其形渥凶。孔子以《易》设教，而示人以立德之方也。前述时、位、德，故易经又名《洗心经》。

8. 乘、承、比、应：凡某爻在某爻之上曰乘，多指阴爻在阳爻之上，阴爻而乘阳则多危。凡某爻在某爻之下曰承，多指阴爻在阳爻之下，阴爻上承阳爻则有依而多助。言乘者皆在上，言承者皆在下。比者指逐位相对比邻近之爻，即比上爻、比下爻。凡初爻与四爻、二与五、三与上，阳以应阴、阴以应阳曰应或曰应与；若两爻同性皆阳或皆阴曰无应或敌应。有应则多助，无应则少助。二与五应、四与五比最重要。以刚比刚、以柔比柔亦无相求相得之情，为不可比。

9. 往来：凡爻在内或由外而到内为来；凡爻在外或由内而到外为往。内卦为贞、为来；外卦为悔、为往。

10. 据、隔：阳爻在阴爻的上面称“据”，阳爻得下据于阴则多功而有益。隔者，间隔、碍难也。凡隔于他爻而不得应、据、承、乘、往、来者，由于间隔同类之爻也。

11. 变动与飞伏：凡阳爻变为阴爻，阴爻变为阳爻曰变，也称“动”，或叫“发”或叫“错”，原卦称“本卦”或称“贞”；变卦称“之卦”或称“悔”。飞伏者变动之机先也。朱震曰：凡卦见者为飞，隐者为伏。飞其势必将有变，特先则伏藏而未发，故称“伏”。冬至一阴下藏，一阳上舒，谓阳见阴伏也。荀注坤上六：下有伏乾。盖坤变则为乾，今见坤未见乾，故称“伏乾”。或言卦或言爻，皆言其将动的趋势，故谓飞伏。

12. 易位：凡六爻中有二爻以上失位，互易其位则得正者，谓之易位。如初四相易，二五相易，三上相易。

13. 两象易：即上、下两卦互易。大壮取无妄两象易，大过取中孚上、下象易，夬取履上、下象易，豫者复两象易也。

14. 卦主：卦主者，卦中之主爻也。一阴五阳之卦则阴为主，一阳五阴之卦则阳为主。有九五之卦者多以九五为卦主；无九五爻而有六二爻之卦者以六二爻为卦主。卦主有成卦之主、有主卦之主。成卦之主是卦之所由以成者，无论位之高下、德之善恶，若卦义因之而起皆得为主。主卦之主必皆德之善而得时、得位者。其成卦之主即为主卦之主者，必其德之善而兼得时、位者也。其成卦之主不得为主卦之主者，必其德与时、位参错而不相当者也。

15. 半象与大象：半象者初爻与二为下半，五与上爻为上半，其他有二与三、三与四、四与五爻，按二画卦取象。如巽四、五坎象。大象者按六画卦分三才位，视同三画卦取象。如中孚谓大象火，小过谓大象水。

16. 爻体：爻体者阳爻在初、四爻为震爻，二、五则坎爻，三、上则艮爻；阴爻在初、四则巽爻，二、五则离爻，三、上则兑爻。如中孚谓二五皆坎爻也。

17. 互体：互体即互卦或称“体”。《说卦》谓：分阴分阳，迭用柔刚者也。二与四同功而异位，三与五同功而异位者，谓二至四，三至五，两体交互成一卦，是为互体之正例。具体分七种情况：

(1)二至四，三爻互卦。如蒙卦，互震。

(2)三至五，三爻互卦。如离卦，互兑。

(3)中四爻互卦。二爻至五爻变为他卦上半、下半四爻，中间增加二爻，成为另一卦。如虞翻注睽卦云：四动得位，二至五体复。

(4)下四爻互卦。初至四爻变为他卦上半、下半四爻，中间增加二爻，成为另一卦。如虞翻注无妄卦云：体颐养象。

(5)上四爻互卦。三至上爻变为他卦上半、下半四爻，中间增加二爻，成为另一卦。如虞翻注大畜卦云：三至上体颐象。

(6)下五爻互卦。初爻至五爻，另加一爻以成另一卦。如虞翻注豫彖云：初至五，体比象。

(7)上五爻互卦。以二至上爻为五爻，另加一爻而成另一卦。如：蒙卦二至上有颐养象。

18. 五行：《说卦》曰：乾为金、巽为木、坎为水、离为火。又坤为土，兑为泽亦为金、为水，艮为土，震为木。

19. 纳甲：京房《京氏易传》曰：分天地，乾坤之象。以甲乙壬癸，震巽之象配庚辛，坎离之象配戊己，艮兑之象配丙丁。纳甲之法：乾纳甲壬，坤纳乙癸，震纳庚，巽纳辛，艮纳丙，兑纳丁，坎纳戊，离纳己。以乾纳甲为始，故名纳甲，乃以天干配八卦者也。

20. 十二消息：消者阳之消弱，阴之增长。息者阳之增长，阴之消弱。阳消则阴息，阳息则阴消。息之言生长，消之言消剥。十二消息谓以十二卦配十二月，以状阴阳消息之情况。冬至时为复卦，十一月，阳息坤。十二月为临卦，阳息至二。正月为泰卦，阳息至三。二月为大壮卦，谓阳息泰。三月为夬卦，阳决阴，息卦也。四月为乾卦，阳盈满。五月为姤卦，夏至时一阴始生，阳消之卦，消卦也。六月为遁卦，阴消姤二。七月为否卦，阴消至三。八月为观卦，阴消至四。九月为剥卦，阴消阳至五，将至剥落。十月为坤卦，阴盈满。此即十二个月的消息，也称“十二辟卦”。辟者君也、主也。汉代在辟卦基础上发展出六十四卦的消息，有六日七分图。

21. 卦变:《系辞》曰:“易之为书也不可远,为道也屡迁,变动不居,周流六虚,上下无常,刚柔相易,不可为典要,唯变所适。”卦与卦之间的变化联系,此卦是由彼卦变化而来的,称为“卦变”。卦变的不同方法分述如下:

(1)旁通法:凡一卦六爻皆变而成另一卦称为“旁通”或“错卦”。此卦之义互见于彼卦。如否与泰旁通即为乾坤相错之卦。震与巽旁通,恒与益即为震巽相错之卦。蒙革为困贲之外卦相错。睽蹇为旅节之内卦相错。

(2)反覆法:将六爻之象颠倒过来变为新卦称“反易”,或称“倒象”“综卦”。如屯的综卦为蒙,需综为讼,观反临也,渐反覆为归妹。六十四卦中综卦有二十八对,另外四对无倒象,每对互相为错卦。

(3)变动法:一个爻变易者为变化也。卦的一个爻,阴爻变为阳或阳爻变为阴,一卦可变六卦。如乾由初至上爻变为:姤、同人、履、小畜、大有、夬。

(4)往来法:一个爻移易者为往来也。如:蛊卦是泰卦初爻与上爻互相易位,初往、上来所得结果。

(5)升降法:二爻与五爻易位、初与四易、三与上易,若本卦无可易,则以此卦之二爻与彼卦五爻交换,以此卦初与彼卦四交换,以此卦三与彼卦上交换位置而得变卦。《系辞》所谓各指其所之也。

(6)卦变图法:朱熹将李之才的《卦变图》载于《周易本义》一书中,清末宋书升著《周易要义》对此图作了深入研究,虽有牵强附会之处,但精华值得借鉴。在写作本书时对其论述进行了引用和阐释。《周易要义》曰:“《易》六十四卦皆以阴阳往来,着二气静而有常,动而有则之至用。”卦变共分四大类:①六阳卦、六阴卦;②一阴一阳卦;③二阴二阳卦;④三阴三阳卦。第一类:乾变离，坤变坎；乾变中孚、大过，坤变小过、颐；乾变既济、归妹、蛊，坤变未济、渐、随。第二类：复变比、豫，姤变同人、小畜；剥变师、谦，夬变大有、履；复变师、豫，姤变大有、小畜；剥变比、谦，夬变同人、履。第三类和第四类卦变较复杂，每卦变四卦至八卦不等，在此不再赘述。

22. 命卦：清中期端木国瑚著《周易指》，据"系辞焉而命之，动在其中矣"而发其例。凡卦六爻，《象传》下所系之辞，言卦名者是也。如：乾唯九三爻有卦名，则九三为阳，余以阴论，即命卦为谦；坤六爻无卦名，六爻皆以阴论，命卦仍为坤；屯二、五两爻有卦名，二、五爻为阳，余皆阴论，即命为坎。余可类推。

上述诸条是易学解经的大概体例。本书只对《周易》经文进行了解释，《易传》即《十翼》部分未作载入及训诂。20 世纪 90 年代初，湖北云梦泽地区出土了战国时期楚国的竹简一批，不久被倒卖至香港地区。1994 年上海博物馆在香港文物市场购得此批竹简，其中有《易》残本，是至今存世的《周易》最古版本。2010 年，湖南大学陈仁仁出版《战国楚竹书〈周易〉研究》一书，书中就楚竹书《周易》残本与今本《周易》的经文进行了对照研究，找出了差异文字及语句。在写作本书时，对这些差异的主要部分进行了引用。

《周易》经文解释

☰乾第一

【乾】元亨，利贞。

乾，卦名。旁通坤卦，命卦谦卦。元：大、始。亨：祭、通。利：宜、益。贞：正、占问。乾，氤氲二气，万物生化而形生。乾道变化，各正性命。乾为大道之本，道冠九州。乾六阳爻刚健、象天。六十四卦往来不穷，先天往，天地定位既济；后天来，帝出乎震而未济。尚秉和曰："元亨利贞，即春夏秋冬。"端木国瑚曰："元亨利贞，东南西北，易遇东南方春夏之卦，易遇西北方秋冬之卦。"

初九：潜龙，勿用。

初九为爻题，是战国后期经学家所作。阳数九为老阳，七为少阳，老变少不变。占易用变，阳进阴退，阳顺阴逆，阳从七进九，九为老阳；阴由八退六，六为老阴，阴阳老极则变。乾旁通坤，初九一阳生，一阳潜伏隐藏于五阴之下，初始变复，消息值事十一月。节气当冬至，一阳生。《性命圭旨》曰："人之元气，逐日

上篇 《周易》古经今解

发生。子时复气到尾闾。”魏伯阳《参同契》曰：“乾坤众卦之父母。”邵子曰：“复姤众卦之小父母。复为天根，姤为月窟。”初九爻喻伊尹太公耕钓之象，戒用事而妄动。邵子《皇极经世·观物内篇》曰：“蓍五十，用四十有九……虚一不用。”

九二：见龙在田，利见大人。

《周易》中的大人指有官位者，或贵族、王孙及德高望重之人。向秀曰：“圣人在位，谓之大人。”龙出潜为见，九二在地上，地为田，而显见大人。阳息至二为临，月令消息值事十二月，元气丑时，临到下丹田肾堂。此爻喻商周伊尹太公初显之时。侯师丹峰先生曰：“乾为阳德，坤为阴德，取三才不取比应。一部大易，时位德，是先天隐后天，后天隐先天。”

九三：君子终日乾乾，夕惕若，厉无咎。

《周易集解》引虞翻曰：“失位为咎。”高诱曰：“咎，殃也。”三四爻为人位称“君子”。重刚不中，居下卦之终曰终日。此爻性本刚健，早晚勤勉警惕，虽处危地而无灾难。阳息至三成泰，消息正月值事。元气寅时，泰到玄枢。此爻喻伊尹太公成功之时。

九四：或跃在渊，无咎。

孔颖达《周易正义》曰：“或，疑也，跃，跳跃也。”乾居四伏坎，坎为水、为渊。龙在渊中跳或不跃，疑而未定无灾难。乾阳息至四大壮，消息二月值事。元气卯时，大壮到夹脊穴。”邵子曰：“夏值姤初，殷周革命。”此爻喻舜禹受禅，汤武革命之时。跃过三爻四爻至五爻，变通无有过错，为无咎。

九五：飞龙在天，利见大人。

离有飞象，坤变成屯，有浮光，亨五中正，主卦之主，当事之爻。以得中正，贵而言吉。九五爻天子之位，乾五旁通坤五。龙递升至五称“飞龙”。前半句是象，利见是占问之辞，龙飞天上宜见大人。飞龙在乾，刚健中正。焦循曰：“九二之利，谓坤成屯，屯变通于鼎。九五之利，谓乾成家人，家人变通于解。"乾阳息至五为夬卦，消息三月值事。霖雨沾濡，万物繁荣。人之元气辰时，夬到陶道。邵子曰："乾主天道，亦主君德。众阳决乎孤阴，于象为夬。时盖轩、昊、颛顼，暨尧舜氏。"此爻喻尧舜之极，汤武御世之景象。

上九：亢龙，有悔。

张揖《广雅·释诂》云："亢，高也。"李鼎祚《周易集解》引王肃曰："穷高曰亢。"悔，恨也。龙飞升起过高，阳穷反有悔恨。盎然盈溢，满则损。卦至上为卦之穷，穷则变，阳息至乾，消息四月。人之元气巳时，乾到玉枕穴。邵子《皇极经世》曰："推大小运数……以统合于乾。"此爻喻尧舜让禅，伊尹周公复辟之景象。

用九：见群龙无首，吉。

用，《说文》曰："可施行也。"邵子曰："乾元统天，御六龙首。"乾为首，旁通成坤，为无首。六阳爻旁通变成六阴爻，为用九。群龙无首不可用。以柔济刚，皆可为首，又皆不可为首。群龙无首领则吉祥。人之元气在上丹田，乾之坤，在百会穴。侯丹峰先生诗曰："煌煌炎火方下降，滔滔黄河水逆流。""用九"是乾卦特有的爻题，《左传》《国语》无"用九"之说。用九汉帛书周易作"迵九"。按：用当读为迵，迵，通也。爻辞言：群龙在天空，其头被云遮住，喻众人得志自为吉象。

附按：乾卦消息四月，八纯卦。

䷁坤第二

【坤】元亨。利牝马之贞。君子有攸往，先迷后得主，利西南得朋，东北丧朋。安贞吉。

坤，卦名。旁通乾卦。命卦坤卦。《说卦》曰："坤，顺也。"坤卦偶数，纯阴、象地。“坤”字之沿革：“巛”即“坤”字，在四川三星堆出土的灯俑有“巛”字样。《大戴礼·保傅》篇：“易之乾巛。”坤古作“巛”，沿用到汉魏六朝时碑刻；如张玄墓志碑作“巛”。中国古代关于数的记载大体是统一的。如河南安阳出土的殷代甲骨上刻有表示数字一至十的甲骨文。陕西长安张家坡出土西周卜骨上刻有“六七七八六六、七六六六七六”奇偶数组成两个数字卦，换成阴阳符号便成升卦(䷭)和屯卦(䷂)。如甘肃庄浪徐家碾寺洼文化出土陶罐左耳上刻有“≋”，即六六六组成符号，便是坤卦。元亨无阴阳之分，乾贵五，坤贵二。利于母马的占问。坤是朴素的、原始的，说明肯定的意义的作用；乾是朴素的、原始的，说明否定的意义的作用。坤以三才分，不取比应。老马识途是指雄马，雌马容易迷路，做先导会出问题，就会坏了大事。雌马顺随君子有所往，先前迷路后得遇主人，占问利于乘雌马，守正道则吉。先天卦位，自西南到北阴渐增，西南阳气较盛，得财。坤逆行后天卦位自东南而北，阳递减，丧财。东北方阳气弱，丧朋。安贞吉，占问安否则吉祥。

初六：履霜，坚冰至。

履，践踏。初爻为履，践踏秋霜，坚冰将至。冬天有霜之象。喻事应早防备吉凶。言五月微阴，至十月下霜，到腊月极寒冰至。坤卦消息十月。乾为冰、为坚。取坤升之爻，旁通乾，初变姤，消息夏至，一阴生，月令五月。喻人之元气，午时姤到四神聪穴位。

六二：直方，大不习，无不利。

六二中正，为主卦之主。王弼《周易注》曰：“居中得正，极于地质，任其自然，百物自生。”朱骏声《六十四卦经解》：“径行曰直行，横行曰方行。”纯气卦，旁通乾，二变坎之象成师卦。任其自然则不熟悉环境，即使如此也没有什么不利不宜。习有坎象。坤消至二为遁，消息六月。人之元气未时，遁到明堂穴。

六三：含章，可贞。或从王事，无成有终。

此爻主阴至三成否，有含于否时九四阳爻之美，可以占问。六三失位，含美即含阳刚之美，三本阳位而阴居之。李鼎祚《周易集解》引虞翻曰："贞正也，以阴包阳故含章。"高亨注："章"为殷商之商，含章是克商，周武王克商。虽或从君王之事不成功，但也有好的结果。坤消至三为否，消息七月。人之元气从申时，否到膻中。

六四：括囊，无咎无誉。

坤体中虚为囊，括，张揖《广雅·释诂》云："塞也。"括，关闭。囊关闭称"括囊"。旁通乾入坤变泰，上体括于泰九三之阳。下体互兑，互巽为誉，兑与巽为反易，称"无誉"。六四在乾变观卦，大象为艮止，止就是不说话了。互艮为止，缄口不说，塞耳不闻，无誉言谨，括结少语。喻道法自然，括结少语，无害、无灾、无名誉。坤消至四为观，消息八月，人之元气从酉时，观到中脘穴。

六五：黄裳元吉。

五为卦主，在天位，有贵中之德，仍要尊二为正。坤为裳，坤五称"黄裳"。坤入乾，变成离，为元吉。坤道黄中通里。王夫之曰："衣着于外，裳藏于内。"喻人有内德之美，穿黄色裙裤吉利。坤消至五为剥，消息九月。人之元气从戌时，剥到神阙穴。

上六：龙战于野，其血玄黄。

阴至上六而止则变，终则反始，坤以乾为野。干宝曰："在郭外曰郊，郊外曰野。"天玄青色，地黄土色。邵子曰："乾坤横六子纵。"天地交媾是以气相接，氤氲天地以大气相接战在一起。天地合居，乳生六子。此以青龙黄龙相战于郊之外，血流地上，青黄相交，混合在一起，喻阴阳交合。消至坤，消息十月。人之元气从亥时，坤到关元穴。

用六：利永贞。

坤六爻皆变阳爻是为用六。乾阳变则退，坤阴尚进。初爻变复，震象为永。孔颖达疏："六是柔顺，不可纯柔，故利在永贞。永，长也。言长能贞正也。"六为用变七，阴极变，则变阳为乾。人之元气在下丹田，为元气归海，为坤之乾。邵子曰："冬至甲子日，子半，起复初，变为坤。自子半至寅半，坤初爻。寅半至辰半坤二爻。辰半至午半，坤三爻。午半至申半，坤四爻。申半至戌半，坤五爻。戌半至子半，坤上爻讫。"

附按：坤卦消息十月，八纯卦。

䷂屯第三

【屯】元亨，利贞。勿用有攸往，利建侯。

屯，卦名。旁通鼎卦命卦坎卦。"屯"字象草穿地。天地大气，盈满乾坤。天造草昧，万物丛生，初爻是成卦之主，下卦震诸侯之象，五居尊位利于建功立业。宜于占问，不可有所往。《易》以阳为贵，为君；以阴为贱、为民。下体为内卦，向内为来。上体为外卦，向外为往。屯蒙二卦为众卦之先。承乾坤之后，隐征毕现。屯，先雷后水，当代研究生命起源于雷电击入海水中产生了蛋白质，正与《序卦》曰"屯者，物之始生也"相吻合。

初九：磐桓，利居贞，利建侯。

此爻是成卦之主。主变坎。磐，大石。"磐"与"盤"通用，为通假字。"盤桓"即为盘旋不前进。三至五互艮，艮为居、为徘徊不进。宜正道，利建侯立功。初位正，有阳德，屯待得位者。

六二：屯如邅如，乘马班如，匪寇，婚媾。女子贞不字，十年乃字。

二至四互坤，坤为十年、为贞。张揖《广雅·释诂》："邅，转也。"虞翻曰："匪，非也。"班，子夏传云："相牵不进貌。"字，许嫁。有许多人屯然乘马回旋，非打劫之寇贼来抢劫，而是来娶亲的，女子要守正不许结婚，十年才许结婚，因为女方家父母都死去了。守丧期间，不许嫁人，守丧期十年满后才允许嫁人。岁从日，年从月。卦例内体为岁，外体为年。六二贞臣，不事二君。震为马，坤为马，坎也为马，马多如、班如，行列不前，五坎为寇。二与五正应，为婚媾。因为二被三四阻隔，又下被初阳爻牵连，所以贞不字。

六三：即鹿无虞，惟入于林中，君子几不如舍。往吝。

三连五互艮为山，三四为君子唯入林中。许慎《说文》："即，一曰就也。"几，求。君子就至树林中逐鹿，而无掌握情况的人做向导，君子希望能得到鹿而不想舍弃，则前往，就会有困难，求之不如舍之。喻求则无见，将有得意忘形之吝。

六四：乘马班如，求婚媾，往吉，无不利。

坤、坎为马，曰乘马班如，艮为求，四承上阳，下应初爻。初与四是正应，在三则吝，在四则吉利。因时位德之变，前往求婚，骑着马旋转而行，只有吉利，而没有不利，占问者下求婚姻之事则吉利。

九五：屯其膏，小贞吉，大贞凶。

屯：聚也，即屯积。此爻自观卦而来。五阳爻称"大"，五居坎陷中就是"大贞凶"。可应六二阴爻称"小贞吉"，以阴阳相应为吉。坎为水、为膏、为神液，坎陷聚为屯其膏。二阴爻得五应阳，应阳则吉利，为小贞吉。五至三互艮为小止，五阳不动，屯时泽不动，有尊位膏泽无法施行，占问大事有祸殃。

上六：乘马班如，泣血涟如。

风行水上成文曰涟。巽为风坎遭风言涟如之象。此爻变颐看九五爻，五至初互颐象，马为九五言乘。骑着马旋转徘徊，流着眼泪很悲痛。处屯上穷，难极之时无应，外卦坎为血水。宋书升曰："爻辞用时有三限，据当前之时，专明本象，一也。据已往之时，取言所自之象，二也。据将来之时，取言所变之象，三也。"

附按：屯卦消息内卦十一月，外卦十二月，坎宫二世卦。

䷃蒙第四

【蒙】亨，匪我求童蒙，童蒙求我。初筮告，再三渎，渎则不告。利贞。

蒙，卦名。旁通革卦命卦履。此卦变升，童看六五在艮体，艮为求，亨为观五降二，二得中有应言亨。二爻为我，非我求童蒙，是五爻求我。渎，乱也。屯卦反看为蒙曰综卦。是由混沌而萌芽万物，各生以人为贵。蒙童是幼稚的儿童，初有诚意来占问，告以吉凶。如不相信二次三次来占问，就不必告知。艮坎皆冬日卦，言利贞。

初六：发蒙，利用刑人，用说桎梏，以往吝。

惠栋《易例》："凡字冠卦名之首，必入配文。"发，张揖《广雅·释诂》云："开也。"《周礼·秋官·掌囚》曰："中罪桎梏。"《礼记·月令》注："在足曰桎，在手曰梏。"初六变颐。下体坎为刑人。初为卦之始，是开发蒙昧者，对于受中罪之刑人来说可去掉手梏、脚桎，可以出狱了，然有所往，则仍有困难。

九二：包蒙吉，纳妇吉，子克家。

此爻自临来，变中孚，是成卦之主。妇，《尔雅·释亲》："子之妻为妇。"纳妇谓娶儿媳妇。克，杜预注："成也。"九二阳居中，有包蒙象，六五阴爻来应九二，曰纳妇吉祥，妇看六四，震为子内体为家。二五应，子成家。能包涵容纳不知之人，娶儿媳妇则吉祥，儿子可以成家立业了。以不正应而不比，屯为长子建侯，蒙为中子成家。

六三：勿用娶女，见金夫，不有躬，无攸利。

本爻自艮来变升。艮为金夫，金看九二爻。阳爻为夫，乾金为武夫。虞翻曰："躬，腹也……或谓妊身也。"见武夫就有丧身之祸殃。三与上应曰见金夫。坤为躬，六三变蛊，是不可教育之人，蛊有邪僻之象。看上九之人，主金钱多而失身。其实不知道人家不能娶你，因以不正之阴应不正之阳爻。不有躬为没有怀孕。三与上不自惜其身，没有什么利益。

六四：困蒙，吝。

此爻变未济，与上下二阳爻不为比，也无乘承。有困难，吝，难也。《管子·地图》曰："困殖之地。"谓困于蒙昧。处于困境愚昧的儿童会很艰难。六四得正，在童蒙的时候受穷，越穷就越困难。古者若能亲近老师朋友才能解决困难。

六五：童蒙，吉。

此爻是主卦之主，当事之爻。艮为童蒙，是阴居阳位，虽然居尊贵的位置，外柔内明，但不当位，下应九二居中吉祥。居尊无知的儿童，不知上承阳爻上九的好处，顺阳而行则吉祥吉利。

上九：击蒙，不利为寇，利御寇。

此爻主变坎。凡阳害阴则称"寇"。坎时上互艮为利御寇，艮为手、为击。六三坎为寇，道穷于上，不利寇。王弼《周易注》："能击去童蒙以发其昧者也。"六三在位上不正，则为寇。上九不要为六三做正应，击三为二，做助手。上九对六三说："你不要来攀附我，你去下求九二。"求师不对，居上治蒙，过刚为击蒙。太过反为害，教术过严非师之道。除去愚昧之人，成为盗寇则不利，御防盗寇则有利。

附按：离宫四世卦，消息一月。

䷄需第五

【需】有孚，光亨，贞吉，利涉大川。

需，卦名。旁通晋。命卦夬。《归藏经》作“溽”。则“溽”与“需”相通，亦有需义。需，待也。变通晋，内蕴伏泰象。外卦为坎，在先天卦坤引申后天卦坎来代替先天坤，坤象地。坎为泉，泉有浮光而亨通。固守正道则吉祥，宜于涉渡大河、大江。

初九：需于郊，利用恒，无咎。

乾为郊，邑外五十里为近郊，百里为远郊，停留于郊野避免急躁，利长久驻扎，没有过错。离坎远一些为好，若去应四，必临坎险之难。

九二：需于沙，小有言，终吉。

乾兑为小有言，二至四互兑。停留于沙滩中须给一些劝戒，勇敢地前进，结果吉祥。

九三：需于泥，致寇至。

停留坎水险中，有泥浊象，有盗寇象，有盗寇将到来，得赶快从泥中逃出。象似九三比四爻、应上爻。

六四：需于血，出自穴。

坎体上下皆阴爻，本身柔，刚在中为穴。停留于血伤之地，若能顺听五爻中正之言，赶快逃出，可以免灾。六四乘三为逆，承五为顺，从五爻可幸免灾殃。

九五：需于酒食，贞吉。

五爻中正是主卦之主。留待于酒食宴乐之中，固守正道则吉祥。贞，占问之事，耐心等待有孚光。坎兑有水、有酒象。

上六：入于穴，有不速之客三人来。敬之，终吉。

惠栋《易例》：向内曰来，向外曰往。阴爻居上位正，乾为三人来。二至四互兑象为穴。上应三则入于穴,故三人来有所戒备,结果吉祥。需旁通晋,变既济而终吉。

附按:需卦坤宫游魂卦,消息内正月,外二月。

䷅讼第六

【讼】有孚,窒惕,中吉终凶。利见大人。不利涉大川。

讼,卦名,旁通明夷卦,命卦困。讼是明察之官以听诉讼之事。卦辞言战争中的俘虏内心恐惧,也要有诚信警惕,其过程中段虽吉,但终段凶。利见明察的大人,但不利于渡涉大河、大江。战国楚竹书《周易》中"利"字后"见"字前多一"用"字,即"利用见大人",引自陈仁仁著《战国楚竹书〈周易〉研究》一书。

初六:不永所事,小有言,终吉。

不可长久做争讼之事,要少说话,最终则得吉利。初爻与上爻位不正则少说话,与渐卦初同。居坎之下,初四易位变为中孚,成大离。在讼时虽有小麻烦而最终为吉,少受他人谴责,刚明的人可得吉祥的结果。

九二:不克讼,归而逋。其邑人三百户,无眚。

争讼不胜,败诉归来后就得逃窜离开,其邑人三百户才能没有灾难,免于株连的灾祸。战国楚竹书《易》"逋"字后作:"丌邑人晶四户,无眚。""晶"与"三"通,"百"当为"四",应从楚竹书,则经文应为"其邑人三四户,无眚"。意为:他的乡亲邻居三四户,不会有灾祸。

六三:食旧德,贞厉,终吉;或从王事,无成。

六三享受过去的阴德,要居正自守,此爻位不当,为大王办事没有成就。在坎险中,讼时要老实忍让,不计旧德,占问虽有危险,但终归吉利。

九四：不克讼，复即命渝。安贞吉。

争讼不胜而败诉，复返回来能变得听从命令，并能固守正道，才能吉祥。渝为变，四变巽体，巽为命令，变后得位承五，所以才安正吉祥。爻辞是以动变之爻而定的，所谓“唯变所适”。

九五：讼，元吉。

此爻当位为卦主，以中正之德而大吉祥，听讼理得其中正，为众人所威服，不敢与之起诉讼争端而以下讼上。乾为元，故称“元吉”。

上九：或锡之鞶带，终朝三褫之。

君王赐予表示奖赏的大腰带，一天内三赐三夺。坤为夜，乾为朝，上居乾终所以谓终朝。上应三，乾为三。褫，夺，引申为改判诉讼结论。

附按：讼卦消息三月，离宫游魂卦。

䷆师第七

【师】贞丈人吉，无咎。

师，卦名。旁通同人，命卦坤。坤为众民而取象师。2500人为一师。丈人为长老，是军中的最高统帅，其长子称“长帅”，帅师统众。九二为将，为当事之爻。九二在下位不正，得上升至五则正。统帅占问则吉利，而无灾祸。

初六：师出以律，否臧凶。

出师作战，要听军乐演奏乐律的指挥。不善指挥则有灾祸，以柔居刚位则不正，出师失律，是有人不守纪律，则有灾祸。

九二：在师中吉，无咎，王三锡命。

长子在师中指挥，老诚可靠则吉祥，无灾祸，君王三次赐命以奖赏。在二为阳是军事统帅，为臣有军权，是成卦之主。

六三：师或舆尸，凶。

坤为尸，坎为舆车，旁通同人，离为兵戈、为折首，失位乘刚无应。出师疑惑不定，以致成败局，士卒死，载尸而归，则有凶祸。

六四：师左次，无咎。

爻位正，不失常规，小心地使军队驻扎在左方，便无灾祸，则无咎。次为舍，互震为左方。师左次引申为军队应以奇列阵应战。

六五：田有禽。利执言，无咎。长子帅师，弟子舆尸，贞凶。

田有禽兽，利于收获捕捉，方无灾患。长子帅领军队，次子战败，以车载死尸。占问则失败并有灾殃。

上六：大君有命，开国承家，小人勿用。

上六无比应，承接六五卦主，用师凯旋后国君有封赏的命令。开国封诸侯，承受家邑，立大人，不用小人，是胜利后的谆谆告诫。

附按：师卦消息四月，坎宫归魂卦。

䷇比第八

【比】吉，原筮元。永贞无咎。不宁方来，后夫凶。

比，卦名。众阴顺从比而辅之，故吉。“原”为“再”，“元”字后当有“亨”字。以四海而仰一人之象，再次占筮，可举行大亨的祭祀，永远固守正道，便无灾殃。与变动不宁的事并行而来，后来到的人，将有灾殃。后夫为上爻，在九五爻后为后夫，阴乘阳爻无应，所以有凶祸。

初六：有孚，比之无咎。有孚盈缶，终来有它，吉。

初六是无职无位的平民，诚心辅佐五爻，无灾患。第一个

"孚"即俘虏，出征获得俘虏。第二个"孚"指财物，有宝物充满了瓦盆。最终虽然不好，会有不虞之患，但仍属吉利。

六二：比之自内，贞吉。

初爻为内，二爻比初爻为自内，二爻位正去应五爻。自内能固守正道，则吉。喻大臣在朝内辅佐其君，占问则吉祥。

六三：比之匪人。

匪，非也。阴柔不中正，三失位，失位无比应承乘，非其人之象。去辅佐不应当辅佐的人。此人不贤，自是为患，会有灾祸。

六四：外比之，贞吉。

以柔居柔，外比九五为得正，外为五爻，四爻比五，所以为外比之。六四爻承九五从其上，占问则吉利。如大臣在朝外辅佐君主，占问则吉而无不利。

九五：显比，王用三驱，失前禽。邑人不诫，吉。

一阳居尊，刚健中正，五位多功，为君、为主卦之主，当事之爻。光明磊落的人辅佐王子，大王打猎时，三面围驱，而失去前面的禽兽。大王虽认为前禽被邑人惊走，但邑人没有得到惩罚，故言吉。

上六：比之无首，凶。

首为初爻，无初即无终。上阴柔在外没有可辅佐的首领，辅佐的大臣在外被杀，人头落地。有祸殃，则凶。另例，大过卦上六曰：过涉灭顶，凶。此爻主要是由剥卦初爻转至上爻而来，详见凡例的卦变之说。

宋书升《周易要义》曰："易主变，易六十四卦，皆以阴阳往来，著二气静而有常，动而有则之至用。共分为四大类。乾六阳卦，坤六阴卦，为一类。均乾坤之彼此往来，以成他象。一阴一阳卦，二阴二阳卦，三阴三阳卦，各为一类。每类中又分三例：一为消息例，复、剥、姤、夬、临、观、遁、大壮、正泰、正否、反泰、反否是也。此诸卦亦乾坤之变体也。一为盈虚例，消息卦之所生是也。此诸卦皆阴阳之爻相间也。一为保和例，消息卦之所生，变而为正旁通之卦，以复于乾坤者也。消息例谓之纯气卦，盈虚例谓之杂气卦，保和例谓之中气卦。”正泰、反泰为综卦，乾坤变体为错之综之旁通用之。蓍之用数，乃于三百八十四爻其间，周流无所不到，遂变易以相应，而以时、位、德为要也。

附按：比卦消息四月，坤宫归魂卦，命卦乾。

☴小畜第九

【小畜】亨。密云不雨，自我西郊。

小畜，卦名。旁通豫卦，命卦坤。“小畜”二字当重，前二字“小畜”乃卦名，后二字“小畜”乃卦辞。坤为云，上下坤为密云。互兑为阴云，云遇风不成雨。兑为阴金，为西方，兑伏坤象，乾为郊、为我。亨通得中，互坎为水。水气西行雨散，不下雨，云过天晴，畜虽小，能亨通，阴云密布而不下雨。云起自我邑的西郊。

初九：复自道，何其咎？吉。

复为来，初九为阳来曰复。乾为道，为正来，由正道返回，不会有什么灾殃，所以吉祥。

九二：牵复，吉。

牵为速。爻辞意：驾车速返回来，吉祥。九二失位无比应。承乘皆阳，本来不吉，因贵居中方，事情宜速办才吉祥。

九三：舆说辐，夫妻反目。

辐借为“輹”，车身下夹轴之木。坤为大舆，在内。辐在外。三爻为我、为夫。四爻在外卦，为妻，内外不一致，反目。巽为多白眼，有反目象。车身与车轴脱离，喻夫妻不和，怒目而视。

六四：有孚，血去，惕出，无咎。

孚，信。四有孚，位正，“血去惕出”之象，是忧患将去，可远行。本爻承二阳为重阳，没有错误。而六四是卦主，五阳孚之以阴爻畜众阳中，有恐惧和伤害，自然会除去而没有过错。

九五：有孚挛如，富以其邻。

外卦二阳爻，内卦三阳爻都孚六四爻，阳喜阴，互相吸引连接，五爻是天子位，巽为利，五乘之。有诚信而相互牵连，所以与邻人共富。

上九：既雨既处，尚德载，妇贞厉。月几望，君子征凶。

天下雨而后又停止，尚可以乘载，女人占问便有危险。在农历四月十六的日子里，君子征伐有祸殃，有灾患。阴历十六日为月几望。在《周易》中共有小畜、归妹、中孚三个“月几望”。小畜消息四月，命卦坤。邵子曰：“不知乾就不知命卦。”魏伯阳《参同契》曰：“十五日乾象盈中，十六日巽象退辛。”小畜为一阴五阳之卦，由乾一爻变动得之。按卦变之说中孚、大过、泰、既济、归妹、蛊生自乾。卦行中气变坎为疑，为阴疑阳，月几望。小畜至上变需，外坎为疑，二至四互兑。兑为月象，兑月所食。唯邵子知为月窟也。凡卦取中气乾坤之变渐、归妹、中孚、蛊、随、小过、颐、大过，以取旁通，皆不如变坎、离、既济、未济为正，而卦气乃均匀。

附按：小畜巽宫一世卦，消息四月。

☱履第十

【履】履虎尾，不咥人，亨。

履，卦名和卦辞相重。旁通谦卦，命卦乾卦。《尔雅》：“履，礼也。”班固《白虎通·情性》篇曰：“礼者，履也。”兑为阴虎、为母虎，兑为阴金。兑为口，三爻在内卦为虎口，乾为人在外卦，三爻又应上爻通气。母虎蹲着，虎尾屈在前打盹，所以不咬人，则亨通。

初九：素履，往无咎。

本爻无咎，变坎，为水，水无色，为素色，以独行个人的志愿。以朴素的态度去做事，有所往而无灾难。素看二阳爻，称"素"。

九二：履道坦坦，幽人贞吉。

九二变震，为道。幽人为犯人，被囚在狱中称"幽"人。囚人走在宽平的道路上，占问囚犯将得自由则吉祥。

六三：眇能视，跛能履，履虎尾，咥人，凶，武人为于大君。

兑谓目，谓小，谓眇小能视，则视力差。二三爻为半震，三承乾，乾为武人、为大君。三应上爻而又失位，便被虎咬。阴爻如在五之尊位称"大君"，而视力弱又偏看物，足跛走路慢而踩着老虎的尾巴，为虎所咬，有祸殃。如同武人无治国的能力而当国君。

九四：履虎尾，愬愬。终吉。

愬愬：恐惧也。三四为虎之身尾，四爻当乾末，为虎尾。位不正，常恐惧，又踩着老虎的尾巴，虽然很恐惧，但结果吉祥。

九五：夬履，贞厉。

卦主当事之爻，此爻主自夬卦来，夬上爻至五爻变大有，大有五、三易位卦变履，言夬履。居尊位，正贞当位，乾处重刚，则虎尾履正。宜知慎，又居巽上则有危险，穿着破鞋走路，卜问则有危险。凡经文中有"厉"，就常有危、惧。如噬嗑六五之"贞厉无咎"。

上九：视履考祥，其旋元吉。

视看三爻互离，阳为善、为祥。旋为周旋。本爻阳气上升而能回旋。悔吝不生而吉祥。可回视往事，考察善恶，察其祸福的征兆而后行动，回还初始则吉祥。大抵用事之爻在下者为行己事，在上者为别人之事。

附按：履卦艮宫五世卦，消息六月。

䷊泰第十一

【泰】小往大来，吉，亨。

"泰"字当重，前字"泰"乃卦名，后字"泰"乃卦辞。旁通否卦，命卦乾，泰时君子执事；否时小人执事。坤本在下，今居上外为小往；乾在下居内为大来。泰否以气运言，往来以类言，类以君子小人言。坤阴诎外为小往；乾阳信内为大来。二、五爻失位，二升五，五降二，天地以气交，变成既济。阳性升，阴性降，阴阳交万物通，阳长亨通则吉祥。

初九：拔茅茹，以其汇，征吉。

初与四应又位正，为征吉。坤为茅草，又为茹菜。汇，类也。拔除茅草和茹菜时，必牵连其类。君子志在外，征伐则吉祥。

九二：包荒，用冯河，不遐遗，朋亡，得尚于中行。

包荒，包容虚妄。荒，妄也。《诗经·小雅·小旻》云："不敢冯河。"冯河上五为既济。《尔雅》云："徒涉曰冯河。"遐，远也。遗，馈也。坤为朋。二应五，当升五。五坤为河、为大川。帛书《周易》"朋亡"作"弗忘"。帛书脱"朋"字，今本脱"弗"字，应为"朋弗亡"。渡河不抛弃他的朋友，二人都没被淹死，走正道而得到朋友的赏赐。

九三：无平不陂，无往不复，艰贞无咎。勿恤其孚，于食有福。

陂，倾也。复，返也。恤，忧也。孚，诚信也。乾善为福。地势没有不倾斜的地方，没有平整的地势也就无所谓倾斜。也没有去往而不返回的。不要担忧他人的诚信，在此有酒和美食的福气。虽有艰难，但无灾祸。三当位在乾极，去应上坤极，能艰贞自守而无过错。

六四：翩翩，不富以其邻，不戒以孚。

震有飞之象，互震为翩翩。坤虚不富。阴得阳应，不待教戒而能下信于阳，故曰"不戒以孚"。此爻指往来游走的人，不富有，是因为被邻人掠取，自已又不戒备，以致被掠夺，丧失财物。

六五：帝乙归妹以祉，元吉。

五爻不正，已过乎中，是卦主。震为帝，坤为乙。五下嫁二。祉，福也，坤承乾福。帝乙：成汤名曰天乙，或谓纣王的父亲帝乙。嫁少女，因而有福，大吉祥。

上六：城复于隍，勿用师，自邑告命，贞吝。

泰极而否，城复于隍之象。城下沟无水为隍。坤为师，为六四爻偏坎，所以勿出师，静以待时。二、三、四互兑象，为告命。占问有危困。此爻居卦之终，国政崩，城墙倾斜倒塌于隍中，不出师不用兵为好，须发布罪已的告命，祈求上天的宽恕。

附按：泰卦，坤宫三世卦，消息正月。

䷋否第十二

【否】否之匪人，不利君子贞，大往小来。

"否"字当重，前字"否"乃卦名，后字"否"乃卦辞。旁通泰卦，命卦丰。否：闭塞。不应该用闭塞迂腐的人。天地以气交，阳气上升，阴气下降，愈去愈远，天地不能交，万物不通则死。否为阴长之时，不利君子的占问。此卦取应，在闭塞无助之时，天运由小人掌权行事。君民不亲，上下闭塞，天理人道正义全非，大的失去，只得到小的，失大得小。

初六：拔茅茹以其汇，贞吉，亨。

三阴在下，当否之时，小人连类而进之象，初六与泰初同，阴皆应。上茅下茹，互艮象，五四三取上约卦为兑象，占问吉则亨通。

六二：包承，小人吉，大人否。

次主，承为本爻，坤德承乾，包看九五爻。六二为阴、为小人，得位有应，称“吉”；大人为阳，不得位，称“否”。包借为“抱”，心有所怀谓抱。承借为惩，戒也。包容应惩戒的事情且不惩戒应惩戒的人，是小人吉利，大人不吉利。否：杜预注为“不可”。否是阴德。顾野王《玉篇·心部》：“惩，止也。”杜预注：“惩音承，盖楚语。”

六三：包羞。

以阴居阳又不中正，失位为羞、为耻。羞，耻也。包羞象阳包阴。孟子曰：“无羞恶之心，非人也。”六三为匪人，三四五上互巽，占为进退无定。

九四：有命，无咎，畴离祉。

否过中以阳居阴。命为天命，巽为命。《国语·周语》曰：“襄王使太宰文公及内史兴锡晋文公命。”畴为类者，畴类三阳皆获其福。四不当位，得群阴使命。没有错误，无灾殃。畴同“俦”，众也。下坤为众。离为附着，言众阴同附于阳，得阳得主而受福。

九五：休否，大人吉。其亡其亡，系于苞桑。

主卦之主。休者，憩息也。位正五居尊，能休时之否，三与四偏坎象，有危险。阳往外为亡，其亡其亡，恐惧之词。桑者，丧也，坤为丧，以阳苞阴。乾坤相苞以正，故不可亡。郑玄曰：“犹纣王囚文王于羑里之狱，四臣献珍异之物而终免于难，系于苞桑之谓。”乃大人吉。

上九：倾否，先否后喜。

侯果曰：“倾，覆也。”否穷则倾，上应三，为巽，为陨落，曰倾否，倾阳下覆。泰否反类，即旁通，泰伏反泰以成否。卦体下为先，上为后，所以先否后喜。倾覆闭塞不通，先闭塞后得通而喜悦。高诱注《淮南》曰："倾犹下也，上反初，故曰倾否，否终必倾。"即先天下而忧，后天下而乐之意。

附按：否卦，乾宫五世卦，消息七月。

䷌同人第十三

【同人】同人于野，亨。利涉大川，利君子贞。

"同人"二字当重，前二字"同人"乃卦名，后二字"同人"乃卦辞。一阴一阳之卦，不能以爻取旁通，必先有对卦交易。如师、比、同人、大有，上下交易。乾以二入坤变成同人。旁通师卦，命卦中孚。乾舍于离，相与同居为同人。乾舍离配日为火天大有；坤舍坎配月为水地比。《中庸》曰："车同轨，书同文。"乾为野，二得中正，合同众人于郊外，无有不通，宜于渡涉大川。利于君子占问。卦取全应。

初九：同人于门，无咎。

乾为门，四变应初，没有错误、过失。震一阳，帝出乎震，日出东方，震为日门。初爻与二爻为半象震，为半见，为出门。出门合同人，参考别人的意见补救过失，可以无错。

六二：同人于宗，吝。

宗为祖庙、为乾。二、五同性为宗。合义不合姓，合姓则吝。性与姓，古文通。吝，难也。卦主，当事之爻。吝近取比则不能远取应。远近万不能兼取，否则为悔吝。乾为离之宗族，上应五爻为同宗，曰同于宗。《尚书·禹贡》曰："江汉朝宗于海。"一阴与上下众阳皆为同姓。六二为阴，为妇道，贵于贞静，从一而终为难。阴爻象，狭道难，妻臣之道难，吝也。

九三：伏戎于莽，升其高陵，三岁不兴。

伏为埋伏，戎，兵也。莽，草丛。升，登也。陵，岭也。爻辞言：作战时设伏兵于草丛中，意在不使敌人看见。登至山岭之上，乃自泄戎机，将致战败，三年不能振作。《尔雅》云："莽，草也。"巽为莽草、为高。乾为岁、为兴。同人旁通师，三在坎中隐伏自藏，震为岭、为兴，三至上历三爻，为三岁不兴。此卦唯不言"同人"者三四爻，不是同者，有争夺象。朱子曰："只是伏于高陵之草莽中，三岁不敢出。"

九四：乘其墉，弗克，攻吉。

二至四互巽，位不当，无应，乘承皆阳，困极。《尚书大传》曰："天子贲墉。"郑玄注："贲，大也。墙谓之墉。"巽为墉、为城墙，同二与五仇。四近五，如隔城墙，自知城墙高大，不攻为吉。虞翻曰："命四变阴，当位有应。"巽墉象毁，四居巽上谓乘其墉。攻城登上城墙但没有攻克城邑。继攻之，将攻克下来，乃吉祥。如中止不再攻城，则不易攻也。

九五：同人先号咷而后笑，大师克，相遇。

九五爻应二，为三四爻同性之阳所阻，所以先号咷大哭。与二爻难应，终必相遇而后笑。三四伏戎为害，后克胜，与二相遇，二至上互姤。姤，遇也。言以此随同他人出征之军队，逢凶化吉，先悲后喜，大军战胜敌人。战胜敌人非一方之力，需与友军会合，故大军相遇会师。

上九：同人于郊，无悔。

上九聚众人于郊野，不会有困危。乾为郊野，伏坤，刚居上柔为有悔。居外无应，物莫与同，然可以无悔，象占如此。

附按：同人卦，离宫归魂卦，消息七月。

䷍大有第十四

【大有】元亨。

"大有"二字当重，上二字"大有"乃卦名，下二字"大有"乃卦辞。旁通比卦，命卦师卦。古语说"大吃大有"，是称"五谷丰收年"。元，始、大也。亨为祭。筮遇此卦，可举行大享祭。五谷丰登，乾五变坤成大有，大有与同人义同。先天乾后天离，皆南方。元为六五，柔得尊位，又上下应，所以亨通。同人、大有两卦皆以离之中爻为主，以乾为应。同人离在下，以德为主，曰应乎乾，应其德。此卦取全应，比、应同得利。凡卦德，有的卦名自有其义，例如：比吉、谦亨。有的其卦义便为训诫，如师贞丈人吉、同人于野亨。也有因以卦才而言的，如大有元亨，是由刚健以文明，应天时而能行元亨。

初九：无交害，匪咎，艰则无咎。

当大有时而在事之初，初与四敌应。无交害，害为四，因为四变应初，所以不是灾患。在艰难时互相帮助就不会有过失。匪、非古通用。旁通比卦，初动震，震为阳爻交阴爻。初交无灾害，比初阳动则变成屯卦。屯，难也。艰难而没有过错。

九二：大车以载，有攸往，无咎。

李鼎祚《周易集解》云："卢氏曰：乾为大车，故曰：大车以载。"虞翻曰："往谓之五。二失位，变得正应五。"所以有所往，无过错。程颐曰："九以阳刚居二，为六五君有所倚任。"居柔谦顺能胜大任，如大车之材强壮，任重而行远，"有攸往"而无灾难。

九三：公用亨于天子，小人弗克。

爻例：五为天子，三为公。兑为亨。小人为四，不中不正，失位无应。三兑体，可受亨于五，然而弗能者，以四亦阳，害之。所谓“小人弗克”，曰小人害。如公侯受天子的宴请，小人则不能得到天子的宴请。

九四：匪其尪，无咎。

尪：为彭，邪曲。匪，非也。四失位，体形不正就会邪曲。排斥邪曲之人，或否定邪曲之事，则无灾殃。《说文》云：“尪，跛曲胫也，从大，象偏曲之形”。

六五：厥孚，交如威如，吉。

本爻是成卦之主，主卦之主，当事之爻。孚为信，伏坎有孚。二五失位，二变五，五发动孚二，为交如。发而得位，所以威如吉。《左传·昭公二十三年》曰：“去备薄威。”《尉缭子》曰：“兵有去备彻威而胜者，以有法。”威如，以威严之貌示人，上卦离，如君王南面向明而治。

上九：自天祐之，吉，无不利。

五互兑为悦，上九悦五者，以五柔处尊位而能自谦损，上下皆应于五。为乾天所保佑，吉祥而且没有不利。上九为乾，祐，与“佑”同，助也。自上天保佑，以刚居上而能下以从六五，满而溢。《系辞》曰：“天之所助者顺也，人之所助者信也。”

附按：大有卦乾宫归魂卦，消息内四月，外五月。

䷎谦第十五

【谦】亨，君子有终。

谦，卦名。旁通履卦，命卦大有卦。亨，祭也。君子有好的结果。山本高而在地下，曰谦。谦不自足，三承、乘皆阴，所以亨。三爻艮为君子。坤为终。谦、嗛同，嗛，不足，少也，温良嗛退。萧统《文选》引班昭《东征赋》：“思嗛约兮。”李善注：“嗛与谦者义同。”谦有谦虚，谦让之义。

初六：谦谦，君子用涉大川，吉。

谦而又谦为谦谦，君子看三爻，初六变阳爻为正。在下君子为阳，下体坎为大川，初历三应四，所以用涉大川吉。谦让而又谦让，以谦虚来对待涉越大川的险难，则吉祥、吉利。

六二：鸣谦，贞吉。

柔顺中正，以谦有闻，有名声而又谦虚，占问则吉利。凡贞吉者，有为贞而且吉者得中正，故有吉且又中正之占。上承九三爻，君子得意喜出声音，故曰“鸣”。

九三：劳谦，君子有终，吉。

成卦之主，阳明为天道，六爻皆吉而光明。九三比、应皆利，以一阳为当事之爻。二至四互坎，坎为劳，九三为坎中爻，又勤劳又谦虚，君子将有好的结果则吉祥。

六四：无不利，㧑谦。

被人推举而又谦虚，没有不利。六四柔而得正，下比九三，故无不利。㧑，举也。以手举众阴皆欲三爻居五，四爻而㧑之。六四乘九三，艮为手，用手推举，所以为㧑谦。

六五：不富以其邻，利用侵伐，无不利。

本爻为卦主。不富有，是邻国掠夺而致，宜于侵犯、征伐他而没有不利。以柔居尊，在上而能谦者，又是主卦之主，不自为富，宜与邻民共享。离为伐兵，所以侵伐没有不利。

上六：鸣谦，利用行师征邑国。

上六应九三，贤得志而鸣。坤下互坎，曰行师，上六有名声而又谦虚，宜于出兵征伐小国。

附按：谦卦兑宫五世卦，消息十二月。

䷏豫第十六

【豫】利建侯行师。

豫，卦名。旁通小畜卦，命卦坎卦。豫，《归藏经》作“分”，言震雷上出，与地分离。一阳界于五阴之间，使上下分离。闻一多曰“《归藏》有夜卦”，于省吾谓：“夜卦，即豫卦。”豫，乐也，悦也。建侯，建立诸侯。封侯建国、新诸侯嗣位，皆曰建侯。行师，军队出兵征战。筮遇此卦建侯行师，皆有利。

初六：鸣豫，凶。

鸣，名也。因上可应九，九四以得志，所以鸣，其自满而志穷。因有名声而享乐，则有灾祸。

六二：介于石，不终日，贞吉。

刚强如坚石，虽不能坚持长久，但守正道则吉利。人刚坚如石则易折毁，转而为柔则占事乃吉利。六二中正，与九四联系刚柔并济，便吉祥。

六三：盱豫，悔，迟有悔。

李鼎祚《周易集解》引向秀曰：“盱，睢盱，小人喜悦佞媚之貌。”郭象注《庄子》曰：“睢睢盱盱，跋扈之貌。”六三位不正，为小人盱豫，是小人之常态。六三与九四比，处处不正，又失中正。小人跋扈而享乐，则有困危，以进退有悔。迟，稍后。之后更稍有不幸之事，与九四比、应皆不吉。

九四：由豫，大有得，勿疑朋盍簪。

成卦之主，当事之爻。众阴所宗，由一阳做主，九为大有得，得群阴。坎为疑，据有五阴，坤以众顺，所以勿疑。旁通小畜，兑为朋。坤为盍。盍，藂合。坎为藂，坤为众，阴并应，所以朋盍簪。由豫，即犹豫不决。既有这样大的收获，就不应该狐疑朋友的忠告，迅速聚合钱财去做事。

六五：贞疾，恒不死。

当豫之时，以柔居尊位。贞疾，卦变小过，因小过为大坎，坎为病疾。上卦震为生，所以言不死。与谦二取下卦震言鸣对。变小过，此爻在兑体，故称“恒”。恒，常也。坎多眚，为心病、为疾。下体坤，月灭藏于癸，为既死魄，所以为死。震反生一阳在下，曰反生。五体震，位在震中，坤体在下故与坤绝，震三日生魄，又于四正为春，春生于左，故贞疾恒不死。

上六：冥豫，成有渝，无咎。

夜晚而享乐，事有成就或能知晓应有所改变，则无过错。以阴居豫极，为昏冥之象，坤为冥。渝，变也。三爻失位，两阴无应，爻位又多凶，故失位无应凶。三变正下体成艮，艮万物所成终。而所成始，故云得变，乃得正，三之正，上交不谄，下交不渎，所以无咎。

附按：豫卦震宫一世卦，消息内卦二月，外卦三月。

䷐随第十七

【随】元亨，利贞，无咎。

随，卦名。旁通蛊卦，命卦中孚卦。随，从也。以卦变言之，阴随阳名随。三四易位变成既济而元亨、利贞，无灾祸。元亨利贞为九五，象称大亨贞。《归藏经》曰“马徒”。《国语·越语》：“勾践亲为夫差前马。”注曰：前马即前驱，马前随贵人，前行以辟道。二至四互艮，为徒，为隶，震为马，兑为口、为传呼，于卦象合。尚秉和《周易尚氏学》曰：“震，春故曰元亨。兑，秋故曰利贞，言春而夏可赅，言秋而冬可赅，元亨利贞，即春夏秋冬，周而复始，循环不穷。”随时而动，所以无咎。扬雄《太玄经》曰“日嬪月随”，亦阴随阳也。随，始而亨通，利占问，没有灾难。

初九：官有渝，贞吉，出门交有功。

官吏有变动，占问则吉祥，出门办事都会有功绩。惠栋云："官为馆，以穆天子传，官人陈牲为证。"渝，变也。互卦艮为馆，馆有渝，馆舍有损坏。魏伯阳《参同契》曰："水以土为鬼，土镇水不起。"李鼎祚《周易集解》引《九家易》云："震为子，得土之位，故曰官是也。"震初纳庚子水得坤纳乙未土之位，以震变坤，所以官有渝。艮为门，二至四互艮为门。初震与四相对应，五多功，初上得位，而系五，所以交有功。

六二：系小子，失丈夫。

系，以绳拴之也。小子是未成年之男子，为初爻。丈夫为五爻，是已成年之男子。用绳拴住未成年的男孩，却跑掉了壮年劳力，乃顾小失大之象。乾称"老夫"，四五本乾，为老夫、为丈夫。二系初，初阳尚小，为系小子。

六三：系丈夫，失小子，随有求，得，利居贞。

三与上爻无应，与初爻为二所阻，失去初爻，为失小子。随有求得，利于居贞不动。向上面系于四爻，故为系丈夫。艮为居、为求，三随四，为四所求得。三虽失位但承阳，所以利居贞。

九四：随有获，贞凶。有孚在道，以明何咎？

获，即得，引申为机槛。阴为阳得，获三也。失位相据，在大过卦为死象，所以贞凶。孚谓五，初震为道，三已之正，四变应初，得位在离，所以有孚在道，以明何咎。于省吾《易经新证》曰"明读为盟"，古文从明，对天发誓立约。追逐人或物的过程中将陷入机槛之中，占问则凶。得到俘虏在道路上，以盟誓约束他们，有什么灾难？四为阳爻虽有收获，但身不正，有凶祸。能守随时之正道，以明其动之正爻则无灾难。以九居柔，不变而凶。

九五：孚于嘉，吉。

卦主、当事之爻。看九五爻不取比，若就下乃柔刚不利，若从上而上阴柔，无所取义。只得以自正，居中去应二之中正为嘉，以正处中。孚，古与“俘”字同，掠夺人口财物。嘉，美也。有俘虏、财物而嘉美则吉祥。

上六：拘系之，乃从维之，王用亨于西山。

拘，囚也。从读为“纵”，释放也。亨，祭也。西山，即岐山在镐京西，称“西山”。殷纣王囚系文王于羑里，后又释放使他离去，文王归周后祭祀于西山，以报答神之保佑。本爻以示占者可免于灾患。

附按：随卦震宫归魂卦，消息二月。

䷑蛊第十八

【蛊】元亨，利涉大川。先甲三日，后甲三日。

蛊，卦名。旁通随卦，命卦夬卦。蛊，为事、为坏事。惑，乱事，为坏事蛊。蛊始而吉利、亨通。利涉大川，宜在甲前三日的辛日，与甲后三日的丁日。《左传·昭公元年》云：“于文皿虫为蛊。”又云：“女惑男风落山，谓之蛊。”先甲三日取改过自新，用辛，后甲三日丁日也，丁取丁宁之意。震为甲木，东方之神、青龙之神，艮东北方之卦所以云先甲，巽东南方之卦所以言后甲。蛊卦《归藏经》作“蜀”。据甲骨文记载凡逢干支某日贞或卜，说明殷朝已用干支计算历法。古人以辛日和丁日为吉日。《左传·宣公八年》：“辛巳有事于大庙。”《尚书·召诰》：“丁巳用牲于郊。”巽五与蛊五交，变成蛊而入旁通随卦。自从阴阳流行之气以生，干之成为十，属阳，而应于日。支之数为十二，属阴，而于月相应。乾之初九起甲数，至巽之九五得甲，此言甲谓巽五来通蛊，入本卦之用。由巽二之辛变渐，至三变观，至四变否，乃至巽五，为所先之三日。再取巽五爻至上爻变井，至初变需，至二变既济成丁，是为后甲三日。辛、丁皆值当二爻，下卦为日，称“日数变断”。以三二与五皆中气卦，中气为贵，中气应则以动而入用，为易之大例无配文。

初六：干父之蛊，有子，考无咎，厉终吉。

蛊自泰来，故泰乾为父，初之上体艮，艮为少男、为子。《礼记·曲礼》曰：“生曰父母，死曰考妣。”初至四体大过，是父死为大过称“考”。初本乾变而得正，无咎，初有危险，终吉祥。干为除去、干掉。干掉其父亲的毒虫，有子如此则父无灾祸。虽有一些危险，结果吉利。

九二：干母之蛊，不可贞。

除掉母亲的弊事，占其事不可为，不可干预母亲的贞操。春秋时期，卫灵公之夫人南子与宋公子朝通奸，其子蒯聩欲除之，结果蒯聩被废黜。此类故事指母强子弱，位不正者不可为。泰坤应在五，坤为母，除掉母亲之毒虫，因二五失位非正道，不可作为。九二阳爻为刚，以居柔中，六五为母，柔居刚位，皆不正。当二五易位则刚柔相济，以中道为善，得中为善。

九三：干父之蛊，小有悔，无大咎。

蛊，指毒虫，以喻小人。高亨《周易大传今注》曰：“子除去其父亲之蛊虫，将受其父之怒责，有小小之不幸，无大咎。”当事之爻无应，小有悔恨。三得位，所以在大过中无灾难。

六四：裕父之蛊，往见吝。

《孝经》记载，孔子曰：“父有争子，则身不陷于不义。”六四阴柔弱，不能争父之过。云裕，不能争也。初本乾，四裕父蛊，阴弱不振，初变四应，则吝。宽宥父亲的弊事，前往将遇见艰难。

六五：干父之蛊，用誉。

卦主、当事之爻，应九二去比上九之贤，以柔居刚，二多誉，二五失位，二升居五，五降居二，是变而得正，所以用誉。除去父亲的弊事，因而有荣誉。

上九：不事王侯，高尚其事。

主卦之主，在蛊之时，高明者，操进退之道，不任使于王侯。自以德行高尚，则凶。《礼记·王制》载云："八十者一子不从政，九十者其家不从政。"是谓不事王侯之事。此爻指伯夷、叔齐。夷、齐不愿做周臣，而得凶祸，饿死于首阳山。按语：当从汉代帛书《周易》有"德凶"二字，"德凶"二字当补正。蛊者澎涨，山下起大风，诸虫皆升腾，言有大事，天翻地覆。先治蛊有三个阶段，后治蛊有三个阶段，先是终而后始，先后始终。先是造蛊之疾，而后是整饬治理。盖蛊有在先甲三日的坏之时，又有在后甲三日的治之时。

附按：蛊卦巽宫归魂卦，消息三月。

䷒临第十九

【临】元亨，利贞。至于八月，有凶。

临，卦名。旁通遁卦，命卦乾卦。元，大也、初始也。亨，祭也、通也。元始初为道本，六爻发挥旁通遁亨。变既济而六爻皆正，为利贞。贞，占问。可举行大祭，但至于八月有凶祸。临，大也，阳息称"大"，阳息至二，坤虚无君。二升五，三动成既济，故元亨利贞。二当升五，以临群阴，所以卦名临。临自十二月用事，由十一月建子复卦一阳生，至六月建未共历八个月而遁受值事，在周历为八月。阴消至遁，艮子杀父，至三成否，坤臣杀君，故云遁弑君父。遁消息值六月，自复至遁历八个月则有凶，君子遁避。

复,阳息之卦,言日;临之八月遁也,遁阴消之卦,言月。所伏之卦为内,此卦兑内,艮亦合于咸卦之象,所以初、二两爻皆言咸。

初九:咸临,贞吉。

咸为感。得正应四,则吉祥。感犹应四,初与四,二与五,二气感应,为咸临。初应四得位正应,所以吉祥。“咸”字又为“诚”,诚为和。贞,占问。言君以上感化以和临民,占问则吉祥。

九二:咸临,吉,无不利。

主卦之主,当事之爻。以中道去临群阴,不是顺上之命去光临,二五以诚和相感会有利益。顺道,非顺命感临。二正应五,五虚无君。阳感至二,为升居五,群阴承之,所以无不利。

六三:甘临,无攸利;既忧之,无咎。

甘当读为“拑”,为强制压迫。忧,当为优,为宽和。以强制压迫临民,是无所利益。应当改为宽和,则无过错及灾害。二升五临三为甘临。三失位,无应,为无攸利。五体坎,为忧,变动成泰,既忧之无灾祸。凡人有忧而不知者凶,有忧而深忧者吉。三知不正,息泰得正,忧咎除去所以无过错。

六四:至临,无咎。

至为下,至初应,四正应初。初阳为实又当位,所以当位有实而无灾难。六四与初九贤人相应,为至当临,至下去临,应下贤所以无过错。

六五:知临,大君之宜,吉。

知,智。大君为国之君。宜是得当。以明智临民则大君处理政事得当,自为吉祥。坤为知,五为帝位,大君为二,宜上升五为吉。以乾旁通坤而知临。二爻居五位,施大化,变成既济之功,是大君之宜,所以吉利。

上六:敦临,吉,无咎。

敦,为考察,以考察之道临民,才能施政得当。君以敦厚之道临民，民悦而服从，所以无灾患。上当应三而两阴无应，二为阳爻，上欲降三升二，可过应于阳，升二而成既济之功，所以敦厚、吉利、无咎。上爻降至初主变升，下互震，阴阳始交为敦，敦又为大。

附按：临卦坤宫二世卦，消息十二月。

䷓观第二十

【观】盥而不荐，有孚颙若。

观，卦名。旁通大壮卦，命卦坤卦。荐，为献，献牲于神。祭祀时洗手盥酒于地以迎神，而不献牲。因有俘虏杀之以当牲祭之，有诚信恭敬的样子。颙为敬，若为顺，观卦反临卦，以九五观视坤为，艮为手，临坤半象坎为水，坤为爵器，灌地以降神。观以二阳为众阴所观，取中取正，有瞻仰之意。观临二卦有互求之意，临是二阳大人物，临到小人物中给好处。

初六：童观，小人无咎，君子吝。

互艮为童，以小观上，观为五。《吕氏春秋》曰："上尊下卑，卑则不得以小观上。"初位贱又阴爻，为小人，所以小人无灾难。阳称"君子"，吝，难也。君子有艰难之事。

六二：阚观，利女贞。

从门隙中看问题则无见识，而见识狭小，利女子占问。阚观为窃视，离为目、为中女。互艮，艮为室。坤为宫室、为阖户。女目近户，为窃视。二阴得正应五，所以利女子占问。

六三：观我生，进退。

我为五、为卦主，震为生。巽为进退。三本阳位，阳主进，六三阴爻主退，故有进退之意。进观五，进也；退居四下，退也。进退皆合道义。观为考察。国君观察自己的百官和民众则知自己

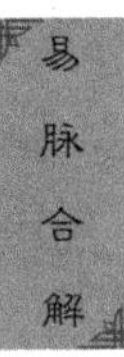

用人施政的得失，考察百官的进用，或停止使用，或对政事有所停止或进行。

六四：观国之光，利用宾于王。

坤为国，上之三体离，离为光，为观国之光。王为五，否卦四阳称“宾”，变坤上承九五。坤用为臣，所以利用宾于王。《书经·立政》：“以观文王之耿光，以扬武王之大烈。”宾为客，作王的宾客则有利。巽为旅客、为宾、为利。

九五：观我生，君子无咎。

卦主，大观在上，为群阴所观。国君观察关注自己的百姓，能免除灾殃。观，观察。君子指国君。九五中正以观天下，观我个人所有及得失，再观民众之善。国君观察自己的官员和民众的情况，只有用人得当，才能无灾患。

上九：观其生，君子无咎。

上应三，上爻临反震，五至三爻约震，震为生，所观其生。君子为三，三失位。上之三，得正称“君子”，善于补救过失而无灾患。观察他国民众的意志，国君可以避免犯错误。

附按：观卦乾宫四世卦，消息八月。

䷔噬嗑第二十一

【噬嗑】亨，利用狱。

噬嗑，卦名。旁通井卦，命卦颐卦。狱为讼。筮遇此卦可举行享祭，利于讼狱之事。噬嗑为食也。物消曰食。咬物为噬，阖口为嗑。噬嗑即口中含物而咀嚼之。本卦自否来，九五之坤初。二阳四阴，外实中虚是颐象，颐中有物曰“噬嗑”。否卦五之初，刚柔交，所以亨。坎为狱，艮为手，离为明。四体坎，以阳居阴而在坎中系于狱。丰三从噬嗑上来之蔽四，折四于坎狱中而成丰。

蔽为断。故丰卦象曰："君子以折狱致刑。"折，判案断讼。所以利用狱。是两卦以阐发说明折狱、讼狱。坤为用，为用器。

初九：屦校灭趾，无咎。

屦为贯。校，木质囚人刑具。震为趾，坎为校。初临重阴利往，往而遇坎，坎在震上，所以曰"屦校"。以械贯于震足上，足不见言灭趾，初爻当位而无过错。有人足戴刑具，足趾被砍掉，但无灭身之灾。

六二：噬肤灭鼻，无咎。

震为噬，二艮体。肤，胁革肉。艮为肤、为鼻。二无应于上，灭坎水中而乘初刚。奴隶吃肉，因超越名分而被割掉鼻子，但无灭身之灾祸。六二是阴爻得正多誉，小惩大戒，不再受重刑则为无咎。

六三：噬腊肉遇毒，小吝，无咎。

有人吃腊肉而被毒，有小小的灾殃，未成灾祸。腊肉是干肉，坎为肉、毒肉，三、四、五爻皆言肉。吃了毒肉之后，有小的灾殃，能补救过失最终可无过错。三不当位，此爻自损卦而来。

九四：噬干胏，得金矢。利艰贞，吉。

肉有骨为胏，乾为金，离为矢，在坎中，上之三折四，吃干骨肉得铜箭头。艰贞，危险的占问。坎为险，四失位，变之正，所以利艰贞，占问最终吉祥。

六五：噬干肉得黄金，贞厉，无咎。

主卦之主，以柔居刚而得中，为当事之爻。吃干肉发现肉中有黄金粒，吃在嘴里没吞下。占问虽有危险，但结果无灾患。六五阴爻为干肉，当离中日烈肉被烤干，五阴居中为黄。位不正，为厉，变而得正则无咎。

上九：何校灭耳，凶。

何，当为荷，为负，为担在肩上。校，为枷，是囚人刑具。灭，

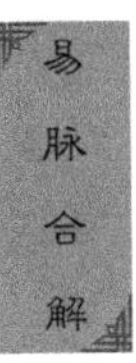

割去。奴隶肩上负枷，耳朵被割去，遣其人到刑场杀之，所以有灾难。坎为校、为耳。上应三，三坎体，也是艮体。艮为背、为肩荷。阳穷失位，过积于终，其罪大言凶。

附按：噬嗑卦巽宫五世卦，消息十月。

☶☲贲第二十二

【贲】亨。小利有攸往。

贲，卦名。旁通困卦，命卦坤卦。《归藏经》作"荧惑"。火星为荧惑。贲，亨，有小利，可以有所往。亨为祭即享遇此卦，可举行享祭，有所往则有小利。贲，为饰、为文饰、为斑文，色不纯。卦自泰来，上六之乾二，九二之坤上，刚柔之相易也。贲，黄白色，火色黄白不纯，山下有火，黄白色。《吕氏春秋》载：孔子卜得贲孔子曰："不吉。"子贡曰："夫贲亦好矣。何谓不吉乎？"孔子曰："夫白而白，黑而黑，夫贲又何好乎？"京房《京氏易传》曰："五色不成谓之贲，文采杂也。"柔来文刚，乾阳坤阴，阴阳交则亨。二四五阴爻，利二，上来文柔，所以有小利则有所往。

初九：贲其趾，舍车而徒。

贲为饰以花纹，趾为足，徒为步行。有人足穿花鞋，为使人看见花鞋之美，故意舍车不乘，徒步行走。初应四，四震为趾，坎为车，初在车下，当然不乘车徒步而行。初九正当勿用之时，安于徒步。

六二：贲其须。

卦之次主。须随上嘴唇而动，上从九三之阳而得。胡须斑白，老人之象。艮为须，艮须在上，下有离文饰之，所以说是贲其须。二为得当，位居中，三至上爻有颐象，此爻自泰来。须为面毛，下互坎象，阴柔细之物，象须。须分上下，一阳象分界处。以阴居阴位，柔而无力。须为纹身之物，本爻得中为贲之美。

九三：贲如濡如，永贞吉。

其人贲然而有文章，濡然而柔和润美。占问永守正道，长期守九三自然之美，占问则长期吉祥。此爻自损来，变颐。损时三在兑体，兑为泽。今二在坎体，所以言濡如。此爻变颐，下体成震，震为永，与初得合，为永贞吉祥。

六四：贲如皤如，白马翰如，匪寇，婚媾。

有人乘马贲然而有花纹，皤然而白，翰然而毛长，不是劫财之寇贼，而是来迎亲的。此爻自益来，白马看三爻，震为马，来自巽体，称"白马"。上卦五动，艮为翼，称为"翰如"，言马由上而下降如飞一般快。不是强寇而是婚媾亦看三爻。居五时本与二正应，至三而不相害，所以言婚媾。

六五：贲于丘园，束帛戋戋，吝，终吉。

婚礼纳征时，女家结彩装饰丘园，男家聘物只有帛一束。戋戋，很少。女方嫌男方吝啬，结果吉利。如五为阳爻，正应在二。艮为丘、为园、为园圃。伏隐坤象，坤为帛。五爻失位称"吝"，变而得正可应二，终吉有喜。

上九：白贲，无咎。

成卦之主。文饰素白，加以诸色的花纹。喻人有洁白之德，加以文章之美，没有灾殃。无比无应，一生洁白，心底无私天地宽，心地清白。此爻主变涣卦。涣上巽体美白。《周礼·考工记》："凡画绘之事，后素功。"本爻居卦体之终，言白为粉，故言无咎。

附按：贲卦艮宫一世卦，消息九月。

䷖剥第二十三

【剥】不利有攸往。

剥，卦名。旁通夬卦，命卦比卦。筮遇此卦，有所往而不利。剥，剥落，即衰落。孔颖达曰："剥者，剥落也。"《杂卦传》："剥，烂也。"《归藏经》作"僕"。僕与"撲"同，撲为击。《诗经·豳风·七月》："八月剥枣。"毛传："剥，击也。"冬季阴气盛、阳气微，阴气压倒阳气则万物剥落，爻象是柔可以改变刚则剥落。剥，阳穷于上，生意溃烂，而将消尽。剥无比应，多凶。以阴消乾，与夬旁通，以柔变刚，小人道长，所以不利有所往。

初六：剥床以足，蔑贞凶。

艮为床。剥为去掉。蔑、灭，古通用，为灭下、为无。言床及其足被剥尽。犹灭正道，占卜则凶。谓初失位，四蔑贞失正。魏伯阳《参同契》曰"剥烂肢体"，即消灭其形。失位无应则有灾殃。

六二：剥床以辨，蔑贞凶。

剥落床下板，若蔑视正道则有灾殃。剥为去掉。辨读为"牑"，为板、为床板。初为足，二在足之上，为床板，阴消至五，在灭无应。五阳为正，消灭五爻，为蔑贞之凶。

六三：剥之，无咎。

剥为割取。之，泛指之词。割取及剥落都无灾殃。六三应上九，它俩似穿环，两爻不当位叫作"小人"。应上九有坏事情，可是没有灾殃。众阴皆剥阳，三独能应上，它无剥害之意，所以无过错。《国语·周语》曰："人三为众。"三以上皆众，阴阳相应则和，则无害意。

六四：剥床以肤，凶。

剥为取掉。肤为席。去掉床席则卧者近于灾病，就会有灾祸。剥及其席，近期有凶灾。四居正，虽与上九为一体，但在剥之时，虽亲人亦不能顾及。

六五：贯鱼以宫人宠，无不利。

贯为穿，贯鱼个个相次，不得相越。宫人为帝王嫔妾之总称。宠为受爱。如贯鱼之排定次序，一个挨一个地用宫人而宠爱之。轮流当夕，没有不利。坤为鱼、为阴物。艮为宫、为宠。《周礼·天官·九嫔》注云："女御八十一人当九夕。世妇二十七人当三夕，九嫔九人当一夕，三夫人当一夕。"是天子之宫人进御，每夜九人或三人，故曰贯鱼以宫人宠。以次而进，如贯鱼。命剥五变巽，以求鱼象合。鲍照诗云："鱼贯度飞梁。"众阴有顺从之道，没有不利。以阴代阳，五贯乾为宠人，六五为众阴之主，成群阴剥阳之势。

上九：硕果不食，君子得舆，小人剥庐。

成卦之主，五阴一阳，为当事之爻。硕为大。舆为车。庐为房舍。硕大的果实不吃，有被剥削去，无法得食之意。君子取得果实以大车载之，小人被拆房舍，失去果实。筮遇此爻，君子有吉象，小人没有好下场，有灾祸无好处。

附按：剥卦乾宫五世卦，消息九月。

䷗复第二十四

【复】亨，出入无疾，朋来无咎，反复其道，七日来复，利有攸往。

复，卦名。旁通姤卦，命卦家人。亨，祭也。朋，朋友。反，通"返"。筮遇复卦，可举行享祭。出入无疾病；朋友来了没有过错。出行往返于道中，七日可以复归，有所往则有利。一阳上长，阳不害阴，朋为群阴。邵子曰："复次剥，明治生于乱乎？姤次夬，明乱生于治乎？时哉，时哉！未有剥而不复；未有夬而不姤者。"复是冬至一阳生，姤夏至一阴生。返复其道，为消长之道。冬至复之初九，自子时复至夬。夏至自姤初六为自午时中起姤至剥。冬至，活子时，阳息自坤，刚反交初，旁通为姤；剥艮反初，所以无灾殃。兑为朋，为朋来无灾殃。初阳为道，所以复其道，阳为复其道，阳为日，消乾六爻，为六日。七日来复，成其数。至建子之月。阳气始生。此纯阴一卦主六日七分，为七日。初与四正应无疾。七日来复，为乾时六爻皆阳。初爻变姤，二爻变遁，三爻变否，四爻变观，五爻变剥，上爻变坤，还于本位变复。凡历七日，内体为日，言七日。阳宜长而上息，所以言往返一个星期，利益在于有所前往，象曰："雷在地中，复。"

初九：不远复，无祇悔，元吉。

成卦之主，利往。复，返也。此爻为当事之爻，人出行不远而返回，没有危险，开始便吉祥。如有危险并不深，初九为还尚未至悔。天根者谓阳之根本也。

六二：休复，吉。

美满欣喜而返回，其行有利可得则吉利。休为欣喜、美满。二无应，以中正下比初九之仁。阳为仁行，下降于仁，所以吉利。

六三：频复，厉，无咎。

频为皱眉。厉，危也。人出行皱着眉头回来，虽然很危险，但知难而退则没有灾祸。频，古文作"颦"。《说文》："颦，水厓人所宾附，颦颇不前而止。"三位为频，三以阴居阳，失位，无应于上故频返回。虽然危厉，但有复善之义。变动成正，旁通乾三，所以无灾祸。

六四：中行独复。

六四位正，居五阴之中，独能应初，以众善道，从阳刚大道。中谓三四爻，居一卦之中。其初难知，其上易知，初与四爻应。

震为行，为动，初一阳爻称“独”。行路于中途独自回来。

六五：敦复，无悔。

敦为考察。考察之后，知此行不利而后返回则没有危险。向秀云：“敦，考察。”旧诂皆训为敦厚。扬雄《甘泉赋》：“敦万骑于中营兮。”李善注曰：“敦与屯同。”屯有停止等待的意思。六五失位，复正成九五则悔可脱去。

上六：迷复，凶，有灾眚。用行师，终有大败，以其国君凶，至于十年不克征。

迷失道路而返回，结果则凶而有灾祸。行师出征，必然大败。是因为国君的缘故而遭致祸殃，以至于十年还不能征伐。阴爻在上爻称“迷”，有灾患。上阴穷，上六多不吉利。坤为众、为师、为死丧，所以出师终大败。坤为国，震为君、为征。坤数为十。按宋书升《周易要义》所载之意本爻主变比卦，由比上六至初爻为一年变屯，二年变成节，三年变成需，四年变成夬，五年变成大壮，六年变成大有。然后再至初为七年变成鼎，至二为八年变成旅，至三爻为第九年变成晋，至十年变成剥。凡卦历十年数在外体，所计十年，剥与复为反易，阳穷于上，故不克征。上六不能承阳，不承阳则背叛国君之命而殃及国君，所以国君凶。

附按：复卦坤宫一世卦，消息十一月。

䷘无妄第二十五

【无妄】元亨，利贞。其匪正有眚，不利有攸往。

无妄，卦名。旁通升卦，命卦家人卦。元为大，亨为祭。贞，占问。眚，灾也。春雷一声震天响，天旱只打雷不下雨。又万里无云，天命不祐，造成大旱之年，收成无望。丰收的希望变成失望，丰收是妄想。筮遇此卦始即通顺，有利于守正道，行为不正便有灾祸,不利于有所前往。

初九:无妄,往吉。

初九成卦之主,为当事之爻。得位为震动之主。初往虽然吉,但非其时,只言志可。其往非出于曲邪缪乱,行为不乱来,出于正道则吉祥。

六二:不耕获,不菑畬,则利有攸往。

耕种谷子,获丰收了。菑,开垦荒地。畬,治熟田。不种不耕则无获,不治理熟田也不开垦荒地,言不从事农业,则利于有所往,如外出经商可得利。与五应非有所图谋,又恐其系于初爻,止于四爻,所以利有所往训之。

六三:无妄之灾,或系之牛,行人之得,邑人之灾。

六三应上九有灾难,没有妄行而遭灾害。邑人把牛系在外面,过路人顺手把牛牵走了。过路人有所得,邑人则有灾害。六三不正处动之极,以不正去应不正,就有灾难,六三下为牛,今不正是失牛。四若正,坤为邑人,人位三爻四爻,为邑人有灾难。

九四:可贞,无咎。

善于恪守正道则无灾患。可贞,所占问的事情可行。行之无灾患,可以去做。九四不正而有进往之性,九四在乾体,其天性本如此,所以无过错可言。

九五:无妄之疾,勿药有喜。

卦主,当事之爻。承乘皆刚乃疾病,此疾非用药物所能治疗,不是因为妄动、妄行造成的疾病,不用药物就可以治好。多加休养,不治疗也会自愈。古语病愈为有喜。九五爻为乾,乾为先王,阳爻在五位居正、得位。阳为喜,病可自愈。

上九:无妄行,有眚,无攸利。

此无犹勿。不要妄行,妄行便有灾患,没有什么利益和好处。上九失位,居乾之极。虽无妄而行,当有灾难,戒之行动。

如上动变坎，坎为眚、为灾。行动则变为上六，柔乘刚，逆巽之命，所以无所利益。

《象传》“天命不祐，行矣哉”，正谓上爻也，可见无妄没有什么好处。

附按：无妄卦巽宫四世卦，消息九月。

☶大畜第二十六

【大畜】利贞。不家食，吉。利涉大川。

大畜，卦名。旁通萃卦，命卦乾卦。利贞，有利于占问。大畜，大量畜养牲畜，阳称“大”，又于守正道，不在家里畜养则吉祥，利于占问，宜于涉渡大川。上九艮为大也。艮畜乾，为大畜，卦自大壮来。小畜六四阴为小，大畜上九阳为大，有畜养贤德之义。二五失位，称“利贞”，二称“家养贤”。三至上体互颐，养也，在外体为不家食。言为有大畜积贤共之，半象坎为大川，称“涉渡大川”。

初九：有厉，利已。

厉为危险。已，止。艮为止。《孟子》赵岐注曰：“已，止也。”应在四，二变，四坎体，坎为疾、为灾，故厉危。乾为利，所以利已。有危险则利宜在停止。

九二：舆说輹。

舆，车也。说读为“脱”。輹，车身与车轴相连处夹轴之木。车脱离輹不能行走，喻其事不能成行。乾为舆，二至四互兑。兑，毁折。其处得中道，动不失宜。二承乘皆阳，阳遇阳而脱离。

九三：良马逐，利艰贞，曰闲舆卫。利有攸往。

曰当为“日”。坎为娴习。良马行走迅速，宜于走艰难的路或正道，每日练习驾驶之道，车又保护的好，利于有所往。乾为良马，互震为逐，三多惧，乾为日，车马娴习利于行。三临重阴，利有所前往。

六四：童牛之牿，元吉。

童牛为有角的小牛。牿，通"告"。《说文》："告，牛触人，角著横木，所告人也。"在童牛角上驾横木，始便吉利。坤为牛，阴四弱又艮体，艮为有角的小牛，四应初，始吉祥。

六五：豮豕之牙，吉。

豮为犍猪。牙，借为枑，即猪圈。割去猪的生殖器，将猪捆栏起来则吉利。上九、六五有偏坎象，象为猪，六居阳位，为雄猪，去其势则性驯。

上九：何天之衢，亨。

何读为荷，受也、担也。成卦之主，当事之爻。天衢以上爻取象，上天有什么可畏惧的呢？阳道畜极便可通达。卦变颐，中四爻皆阴，路之四达为衢，无有所阻。上刚而尚贤，大畜到最后方才通达。人非得历练到老才能行，一肩荷起乾坤走，方知道可大行于天垠，"铁肩担道义，辣手著文章。"

附按：大畜卦艮宫二世卦，消息八月。

䷚颐第二十七

【颐】贞吉。观颐，自求口实。

颐，卦名。旁通大过卦，命卦比卦。颐，腮也、养也。观人之腮中含物不能饱食，须自己咀嚼食物。喻用口中之食物以自养。贞吉看初九爻，震为口，震下动。艮止于上，因嚼物以养人，为颐、为吉。坤为物，所以口实。实者，食也。以坤养万物，中爻互坤，上下合体，象大口，阴含其口象。上九下与本体五比则养不待求之外，曰"自求"。

初九：舍尔灵龟，观我朵颐，凶。

舍去灵龟的卜问而久看别人两腮运动，不停地谈论，则凶。离为龟，艮也为龟。颐为大火、大象火，是大离象。《鬼谷子·本经阴符七篇》载：养志法灵龟。志之养必先寡欲，不能寡欲是舍之义也。内动外止，宜静不宜动，动则凶。求养于上，舍外卦艮，失去所养，故凶。

六二：颠颐，拂经于丘颐，征凶。

颠借为填塞也。拂，击也。经借为"胫"，自膝至足称胫。筮遇此爻征伐则凶。当求初九，不按正常去求，颠求外艮，如去则有凶。求初求上，行动失其类，三、四、五皆阴。五体艮，艮为山，半艮为丘，丘为六五。二正应五，皆阴过五求于上九曰颠颐。震为行动，如果动往上九就有凶。

六三：拂颐，贞凶，十年勿用，无攸利。

拂，击也。六三失位，违于道为拂颐。三五不正，求人养自己违背养贤、养己的道理。违背养颐之道，占问则凶。十年不可施行，没有什么利益。

六四：颠颐，吉。虎视眈眈，其欲逐逐。无咎。

颠借为填塞也。眈眈，瞪目凶视之貌。高诱注《淮南》曰："虎，土物也。"坤为虎、为土、为母虎。四得位，养于上称"颠颐，吉"。离为目视，坎为欲，上施而得其欲，所以无咎。以上养下则吉利。象老虎那样下视，以实现其食欲，没有灾殃。

六五：拂经，居贞吉，不可涉大川。

主卦之主，当事之爻。本爻象自晋卦来，在晋之时灵龟能自养。四离五至下变颐，则不能自养，言拂经。如违背常理则不吉，若能自守居正则吉利，不可渡涉河流。六五有养天下的责任，贵在财力足，乃求上之贤，以养天下，去做宝贵之事，坚守中德则吉利。

上九：由颐，厉，吉。利涉大川。

贤臣代国君养天下，可以勇敢地去做。厉，危也。由为自得，上九下乘重阴，为由颐。事情虽有危险，但是吉利。坤为大川，阳遇阴则通，故利涉大川。

附按：颐卦巽宫游魂卦，消息十一月。

䷛大过第二十八

【大过】栋桡，利有攸往，亨。

大过，卦名。旁通颐卦，命卦剥卦。栋，屋正中最高横梁，也叫“脊檩条”。桡，曲也。九三栋桡凶。栋高则巨，而家大宜于有所往。亨，通。端木国瑚曰：“兑巽过乾之左右故曰大过……艮震过坤之左右故曰小过。”大过，大者过，言大过了头。过，过失也。为中四爻阳爻陷于阴中。郭璞云：“栋，屋脊檩条也。”宋书升《周易要义》所载之意以坎为栋，卦为大坎。易例：阴承阳为利。利于有所往则亨通。

初六：藉用白茅，无咎。

藉，垫也。白茅，草名，柔软洁白。爻辞言祭祀用白茅垫祭品，以敬神用，所以无过错。初六承九二阳爻，初在下，为藉。巽柔为白茅，巽为漏洒，白茅垫可以缩酒。

九二：枯杨生稊，老夫得其女妻，无不利。

次主，巽为杨，乾为老。老杨日衰多枯枝。互乾为生，伏震为老夫。兑为少妻，巽为利。老夫不枯而乾实，二可应上，初可应五，为特例。枯萎的杨树生出嫩芽，老头子娶了个年轻的妻子，没有不利。

九三：栋桡，凶。

以刚居刚，栋桡弯曲而折断则屋塌下来就有灾殃。初本弱，此则栋桡，在上虽然有应，然而四五皆阳得敌，九三爻不能去应上爻，所以凶，有灾难。

九四：栋隆，吉。有它，吝。

主卦之主，当事之爻。隆，中央高。巽为高，四居巽上称"栋隆"，屋宅高大则吉。四当应初，而为二三爻所忌则有其他的难处，故吝。四与三不同体，初与三同体。若四不应初则吉。栋高宽而家宅大则吉利，如果发生意外的事情则有艰难。

九五：枯杨生华，老妇得其士夫，无咎无誉。

枯杨生出了花，老妇嫁了少年郎，既无过错，也无可称誉。巽为长女，称"老妇"，上体伏艮为少男，称"士夫"。士为男未娶女之名。兑有取得之象，所以老妇得其士夫，无过错。言阴阳相遇，下卦巽为誉。

上六：过涉灭顶，凶。无咎。

乾为首、为顶，泽水在上称"灭顶"，所以太危险，灾殃生凶险，若舍生取义，也无需谴责。错误的渡河而遭灭顶之灾，有凶祸。过涉乃时位德的原因所致。

附按：大过卦震宫游魂卦，消息十月。

䷜坎第二十九

【坎】习坎，有孚维心，亨，行有尚。

坎，卦名。旁通离卦，命卦需卦。坎，水也、险也。孚，古"俘"字。习坎，上、下坎重复。彖曰："习坎，重险也。"《归藏经》作"荦"。李过曰："荦者，劳也。"动物莫劳于牛，所以从牛。坤为牛，阳入阴中，色不纯，故曰荦。孚为信。阳孚于上下阴，二五阳爻居中为亨通。心谓二、五各居上下卦中心。行有尚，谓五爻，五往外得尊位，为有赏，为有功。有诚信才能系住人心，行为庄重，做事亨通。乾主壬，坤主癸，日月会北，天地以坎离战阴阳。习坎有孚，朝宗于海。乾二五交坤变成坎，坤二五交乾变成离。

初六：习坎，入于坎，窞，凶。

这是取象两重、两道坎。窞，水下的暗坑。如喻黄河中的漩涡，深而又深，水下有暗坑，黄河水面平静，水下的漩涡暗藏危险。初六陷阱中有陷阱，人坠入陷阱中则有凶险。此爻不正，上比也不正，又无应，如入水之深窟。入于坎中，阳刚遇入陷阱则凶。

九二：坎有险，求小得。

卦之次主，坎中有险。二至五互离，坠入陷阱只求小得。《说卦》曰："坎，陷也。"乾二入坤二，是阳陷于阴中，有险。阳为大，阴为小，以阳居中，阴求可小得。

六三：来之坎，坎险且枕，入于坎，窞，勿用。

三至五互艮，艮山脚下洼陷之处，内三爻不正，以五为当事之爻。来到此坎连坎的地方，临危险而停止行动，陷入陷阱中不可能复出。在内卦曰来，在外卦曰往。枕，止也。互艮，艮为止。六三以阴居阳位，失位。二坎有险，枕有阂碍之貌。三爻往上承五爻，隔于六四。三居上坎之下，且枕坎接坎，入于坎陷之中。坤三不正为小人，无应在上，可称"小人勿用"。

六四：樽酒簋贰用缶，纳约自牖，终无咎。

樽，盛酒之器。簋，盛饭之器。用缶，用陶制器。坎为酒。震为樽，主祭酒之器。贰，副也。礼有副樽，坤为贰，用缶纳入也。坎为信、为约，艮牖存信于鬼神。得位承五，为终无灾患。《周礼·天官·酒正》云："大祭三贰，中祭再贰，小祭壹贰。"用陶器盛食物，送入取出，皆从窗口过，有牢狱之象，结果没有灾祸。

九五：坎不盈，祇既平，无咎。

主卦之主，当事之爻。陷于下的坎坑没被填盈满，隆起的高地则已平整，没有灾殃。水泛溢为盈。体坎互艮，坎流艮止，流而不盈。艮为止，坤为安，不盈而又平安，得位中正，无灾殃。

上六：系用徽纆，寘于丛棘，三岁不得。凶。

三股绳为"徽"，二股绳为"纆"。寘，置。丛棘，监狱。坎为棘。有人被用绳索捆绑拘系，置于监牢，历时三年案情不得其平，则凶。上爻为坎之极，主自萃来，其上卦转巽，巽为绳，有徽纆之象；看九二爻在坎体，初与三两阴主攝寘之象。内体三爻为三岁，得谓认罪，坎为隐伏深险而匿其情，故言不得。凶谓下坎，言凶三年。

附按：坎卦八纯卦象水，消息冬至。

☲离第三十

【离】利贞，亨。畜牝牛，吉。

离，卦名。旁通坎卦，命卦无妄卦。利贞，利于占问，可得到利益。亨，祭也。畜，养也。举行享祭，先畜养牝牛以祭牲则吉。选好时间，卜筮吉而后定。在天地之大化中，以纯乾纯坤开始演变，至离为三十卦，上经终，水火由无形之气变易。气无质而水火有质，气无形而水火有形。气上升为天而火炎上升为离。帛书周易写为"罗"。《史记·五帝本纪》："旁罗日月星辰。""罗""离"古通用，离即"丽"。唐陆德明《经典释文》："离，丽也，丽，著也。"乾为马，坤为牛，离为母牛。离卦以阳包阴，以柔为正，必贞而后亨，外强内顺。

初九：履错然，敬之无咎。

若步履敬慎不苟而有所警惕，则没有灾殃。处万物相见之初，履错杂之物之时，错然者，有敬之貌。居离之初得正，如日之初升。于事之初，初为履。履，礼也。初为足，离为火。火行礼，初得正位。错然,王弼曰:“敬慎之貌。”

六二:黄离,元吉。

主卦之主,当事之爻。守中和,大善而吉利。柔丽中正,欲动而知。离,借为“螭”。螭,《说文》曰“若龙而黄”,为龙形兽,一曰龙子。古人认为黄螭神兽的出现,开始便吉利。黄螭喻云气似龙形的虹为之霓,黄为吉祥之色。古人认为黄色的霓出现在天空,是大吉兆。二为中,为德之至美,是大善之吉。

九三:日昃之离,不鼓缶而歌,则大耋之嗟,凶。

离,借为“螭”,引申为龙形的霓虹。三居离终,伏震为鼓、为日昃、为缶、为歌。日昃夕阳西下,有虹出现天空是凶兆,如不击缶而歌以驱邪解除它,则老人会悲叹。震起动,艮止动。震为乐,震反艮为嗟。乾为大耋。耋嗟谓老人悲叹。兑为见,巽为伏义,三至五互兑,四至二互巽。

九四:突如,其来如,焚如,死如,弃如。

九四阳居阴位。突然间敌人冲过来,放火烧倒了房子,杀死人,破坏了村庄而弃之。九四为突如其来的凶事。《周礼·秋官·掌戮》:“凡杀其亲者焚之。”烧杀毁坏村庄而弃之者应自外来。

六五:出涕沱若,戚嗟若,吉。

卦之次主。位不正有敬慎、敬涕愧感之心。眼泪流出曰涕。离为目、为眼睛。三至五互兑,兑为雨水,水出自目。若,语助词。兑口为嗟,象本不吉,因以丽于阳中故言吉。哭泣而流泪,忧伤而叹息,后逢凶化吉,结果吉利。

上九:王用出征,有嘉折首,获匪其丑,无咎。

嘉,喜事也。折首,犹斩首。古语称敌人为“丑”。大王出兵征伐,有战争胜利的喜庆,杀伤敌人,获得俘虏,又无灾殃。《周易正义》孔颖达疏:“事必克获,故有嘉美之功。”丑称“敌人”。

《国语·周语》:“况尔小丑”。获匪其丑,为获得俘虏。上非四应,上卦出离为坎则爻皆得正,故无过错。离为甲兵有杀象,兑为斧钺。兑为毁拆,乾为首。古时候,降者不杀,奔者不御。降者为先战归我者,奔者为临战而投我者,此为匪其丑。

附按:离卦八纯卦,消息夏至。

䷞咸第三十一

【咸】亨,利贞。取女,吉。

咸,卦名。旁通损卦,命卦小畜。《归藏经》作“钦”,帛书《周易》作“钦”,战国楚竹书《周易》写为“钦”,诸古本《易》相同。尚秉和《周易尚氏学》曰:“《诗经·秦风·晨风》‘忧心钦钦’。传思望之。心中钦钦然,盖以少男仰求少女,有钦慕之情,是钦亦有感意。”古“钦”“咸”义同。祭享有利于占问,娶女吉。兑为阴金,反出阳金来。天地以虚而感物,圣人以虚而感人心,一阴一阳,妙合而凝,道贯九州。亨看九五,利贞看六二。此卦六爻皆应,初与四应,二五应,三应上,取象于人的身体。

初六:咸其拇。

咸,伤也。伤了他的大拇脚趾,伤了脚指是小伤。说明下经从取人道开始。

六二:咸其腓,凶。居吉。

腓,胫骨后肉,今谓腿肚子。伤了腿肚子,居家不出门则吉安。近比三,与五正应,动进有危险则凶。居而不动,承阳则吉安。

九三:咸其股,执其随,往吝。

伤了大腿,手抚按着腿上的伤口不便行走了,所以前往有困难。膝上为股、为大腿。应上六而往吝。宜静不宜动,居止之极。三爻股之位，阳居阳位则善动。阳性倡，阴性随，上六称“随”，三与上应，言执其随。往，看六二。吝，难也。为二不居而往，三受其害，不能顺上阳。

九四：贞吉，悔亡。憧憧往来，朋从尔思。

卦之次主。卜问则吉祥，没有困危，反复思求不定，朋友感者即应以其思之所及而随从。九四失位，初与四变既济贞吉，初六、九四得旁通则悔亡。朋看六二爻，上卦变坎，坎为心，心能思，犹得见朋党。

九五：咸其脢，无悔。

卦主，当事之爻。向下无比，只得去比上六，故挺直其背向上。三、四、五互乾，阴失联三之乾。脢，背部脊椎骨两边的肉。当位得中故无悔，上六言九五感上，近而无阻，所以没有错、无悔恨。五正应二，而舍二爻感上爻。

上六：咸其辅颊舌。

辅颊，腮帮子，针灸穴位有颊车穴。上六自随来，兑言多，言有兑象。伤了腮帮子与舌头，此爻乃不吉之象。兑为口、为舌头。辅颊皆兑象，舌动则辅颊亦动，以言语相感。

附按：咸卦兑宫三世卦，消息五月，咸至姤六日七分。

䷟恒第三十二

【恒】亨，无咎，利贞，利有攸往。

恒，卦名。恒，久也。亨，通。没有灾殃，宜于占问可得利，利于有所往。旁通益卦，命卦家人卦。长男在上，长女在下，阴阳会合。亨通无咎，夫妻长久结合，恒也。夫唱妇随，终身长久，六爻皆应，亨利贞。二五应，初承重阳，四临重阴，所以利有攸往。互乾为日，兑为月，日月明久照天下。恒非一定不变，随时变易。雷风交恒，长男在前，长女在后，夫妇之道，互敬和谐、长久永恒、终身久远，永恒以之。

初六：浚恒，贞凶，无攸利。

浚，深也。乾初渊深，初失位，仍有相求、相交之象。浚恒，乃四阳为二、三所隔，不能应初。若初可应四则有近不承阳之嫌，为二、三所忌。曰贞凶，无攸利。巽为利，过于追求恒久，占问则有灾祸，没什么利益。

九二：悔亡。

卦之次主。九二在恒居是有悔，若能恒久于中则悔可脱去。因为位不正，困危将去。此爻变小过，困危将过去。二不当位，前临重阳，宜有悔，然得中位而有应，进虽不利，中正自守也无悔。

九三：不恒其德，或承之羞，贞吝。

《论语·子路》："子曰：'南人有言曰，人而无恒，不可以作巫医。善夫，不恒其德或承之羞'。"孔子引《易》以明人不可无恒，不能恒久保持其德，行为朝三暮四则或受他人之辱，行为不正亦会遇到艰难。

九四：田无禽。

田，猎也。禽，鸟兽之总称。打猎而不获，不得鸟兽。震为田猎，四爻前临重阴，下应初，五二为敌、为阻，为无获禽兽。此爻变井，九二则田位，三位应得禽，始居田，终失禽而无禽兽可获。

六五：恒其德，贞，妇人吉，夫子凶。

卦主，当事之爻。贞为妇人之贞。此爻自困来，妇人为六五，夫子九二象。五能终守其恒，为妇人吉利。二不能终守其恒，则为夫子凶有危险。妇人占问则吉利，丈夫凶。妇人恒久保持其德，以终身从夫为吉兆。

上六：振恒，凶。

振，动也。雷风不正来得不合时宜，暴风骤雨，造成自然灾害，凶有灾祸。上卦震动，震为动。居卦而无已，事必终败则凶，会有灾难。天下本无事，庸人自扰，如好功生事，更将有灾祸则凶。

附按：恒卦震宫三世卦，消息外七月，内六月。

䷠遁第三十三

【遁】亨，小利贞。

遁，卦名。旁通临卦，命卦师卦。筮遇此卦可举行享祭，乃小有利益之占问。二阴浸长，当遁而遁，莫失时机。在当遁尚未遁之时，可做小事，不可干大事。遁，退也。贞，正道也。退隐可通，不可进，反有小利，亦是正道。二阴长，所以当退为遁，为天下有山。乾坎艮震在内体，为阴长之卦，今艮为阴长之卦，是二阴长为遁。遁，退避而亨通，利于问卜。小人道长，君子道消，退为上。艮与乾先、后天皆居西北方。扬雄《太玄经》曰："冥者明之藏也。""藏"为退隐，《太玄经》以西北为冥，洁身退避而隐遁。

初六：遁尾，厉，勿用有攸往。

成卦之主，遁借为豚，小猪曰豚。厉，危也。初六阴柔识浅，在遁时，不能做领导。如果落在后边，不可有所行动，不要有作为。自己退避而在后者则有危险，不要有所前往。古人养小猪，往往割断其尾以增肥。喻人做他人之尾，有被斩断的危险。

六二：执之用黄牛之革，莫之胜，说。

成卦之主，当事之爻。二中正，应九五之中正，坚守遁志，如牛的皮革之固，守中和不急不徐、绝不犹疑。艮为皮革，艮手为执，说、脱同，为通假。爻辞言人用黄牛革绳绊豚之身，以防其走脱，但猪小无力不胜革绳无法行动，宜解脱绳子。不言遁意，为未遁之时。

九三：系遁，有疾厉，畜臣妾吉。

若退避将有病，则危险，畜养臣妾则吉祥，巽为疾病，三无应，往遇敌有疾病及危险。下有重阴，承顺于三，畜养家臣、妻妾则吉利，艮为臣。九四至内互巽为阴之疾，阳失位与三比而不相得，半象为坎，称“厉”。

九四：好遁，君子吉，小人否。

喜受退避，对有才德的君子来说则吉祥。对无才德的小人来说则不通。互体变离，离中虚，言好遁。此为阳能纳阴之象，君子为九四，小人为二爻。九降二为得中，言君子吉。阴升至四则失中，言小人否而不通。贾逵《左传解诂》曰：“好生于阳，故乾为好。”《周易乾凿度》曰：“观四为君子，否三为小人。”

九五：嘉遁，贞吉。

主卦之主，当事之爻。嘉，善、美也。善于退隐守正则吉祥。此爻变革，阴阳相得，阳看阴为嘉，五降二为嘉之会，言嘉遁。本爻安于正，以不动为吉祥。

上九：肥遁，无不利。

多次隐退，没有不利。总的来说，周易认为退隐为好，可不为国家危亡费心思，尽早退隐休养独善其身，早退比晚退好。肥是“飞”字的假借字，飞则吉，乾为利。上爻失位变正后为飞遁。清马国翰辑《周易淮南九师道训》曰：“遁而能飞，吉孰大焉。”

附按：遁卦乾宫二世卦，消息六月。

䷡大壮第三十四

【大壮】利贞。

大壮，卦名。壮者强壮之名。命卦丰，旁通观卦。侯果曰：“刚大长壮。故曰大壮也。”大壮有两义，一曰伤，二曰强盛、强壮。有利于占问为利贞。综卦是巽卦,有伏象。训壮为伤,伤则必止。《序卦》曰:"物不可以终壮,故受之以晋。"利贞,利于贞定而不动,即止也,不止则伤。四、五两爻是伤,乾为大在下,被四格阻,四爻失位,阳为阴所乘。大象兑,为毁折,故伤。五阴乘四阳为阴气贼害。扬雄《太玄经》曰:"夷,阳气伤。"夷亦伤也。四当升五,与五易位则各得其正,称"利贞"。大为乾,乾在下,阳盛阴弱曰大者壮。

初九:壮于趾,征凶,有孚。

伤了脚趾,去征伐则凶,但仍有俘虏可以获得。初爻为趾,初当应四,震为足、为趾、为征。初四为敌应,所以壮于趾,征凶。位正而有孚。

九二:贞吉。

贞问则吉祥。此爻变鼎,不动言贞吉。九二居中,不过用壮得正而吉利。得大壮之正,守正则吉安。项安世曰:"有以事理得中为正,有以阴阳当位为正者,易之时义屡迁如此。"此即事理得中。

九三:小人用壮,君子用罔,贞厉。羝羊触藩,羸其角。

小人使用强力、暴力,君子使用法网。占问则危险。公羊用角牴触藩篱,其角被藩篱缠绕。《荀子·劝学》曰:"君子生非异也,善假于物也。"上互兑,兑为羊,五在阳位称"羝羊"。角看上六爻。藩为九三爻。张揖《广雅·释室》曰:"藩,篱也。"触为上卦震象,阳刚上动,出触之象。羸,累也,为垂委。三欲触四而去应上爻,所以羸其角。

九四:贞吉,悔亡。藩决不羸,壮于大舆之輹。

成卦之主,当事之爻。占问则吉利,没有悔恨,公羊牴触藩篱,藩篱已被破坏,如不用绳系其角,则将触坏大车的辐条。王弼本作"壮于大舆輹"。本爻变需,阳至外为悔,言贞吉悔亡。藩看九三。震为决。震在九三前而上六无阻。震为舆、为輹。震象毁而兑为毁折，所以壮于大舆之輹。卦以止为义。藩决而进，进则有伤，五爻丧羊而至。

六五：丧羊于易，无悔。

丧，失也。易，小国名。殷朝先王王亥曾客于易国从事畜牧，养羊期间曾失去羊群，但没有遇到不幸。筮遇此爻，可以无悔，没有困难和危险。

上六：羝羊触藩，不能退，不能遂，无攸利。艰则吉。

公羊抵触藩篱，羊角被篱笆卡住，不能退也不能进，没有什么不利。兑为羝羊。上应三而为五爻所格，第五爻阴得敌，三爻藩在四爻，上爻之藩在五爻，退欲来三爻，为藩所阻。不能向前也不能退后，没有什么不利，虽艰难但会有好结果。

附按：大壮卦坤宫四世卦，消息二月。

䷢晋第三十五

【晋】康侯用锡马蕃庶，昼日三接。

晋，卦名。旁通需卦，命卦蹇卦。康侯，周武王之弟，初封于康，称"康侯"或"康叔"。《左传·定公四年》："武王之母弟八人，周公为太宰，康叔为司寇，聃季为司空，五叔无官。"有康侯鼎铭："康侯丰作宝尊。"丰，古与"封"通。卦象为明出于地上，柔止行为五，进居地上得君位。《诗经·小雅·采菽》曰："虽无予之，路东乘马。"《周礼·秋官·大行人》曰："上公之礼……庙中将币，三享。"三享为三接，是天子三接诸侯之礼。蕃庶为众多。晋进之时则进高显，受其光宠。康侯外出征伐，一天连打三次胜仗，俘马众多以献于王。

初六：晋如摧如，贞吉。罔孚，裕无咎。

晋，进也，进攻敌人。摧，折也。罔，无也。孚，古"俘"字。

裕读为犹，尚也。初进四为晋如，四退居初为摧如。动而得所以贞吉。四坎称“孚”，坤弱为“裕”。初受其命，所以无咎。进攻敌军，打退敌人，占问则吉利，虽丧失了俘虏但并没有灾殃。

六二：晋如愁如，贞吉。受兹介福于其王母。

愁，《集韵·小韵》曰：“愀，色变貌。或书作愁。”另解：愁借为“揫”。《尔雅·释诂》：“揫，聚也。”意为围歼。王母，称祖母为“王母”。《尔雅·释亲》：“父之考为王父，父之妣为王母。”乾为介福。艮为手。坤、艮虚，称“受”。介为大、为五爻、为正中、为己。乾为王，坤为母。二受五福，受兹大福贵。进攻围歼敌人是托祖母的大福，占问之事吉利。

六三：众允，悔亡。

允为信。众允，众人相信。六三得众人之助其悔可脱去。六三不正，是有悔，今得众人相信并信任，可消除困难、危险。坤为众，三失正。三在坤顺体上，上进是众之所望。悔可亡去。

九四：晋如鼫鼠，贞厉。

晋，进攻。如，似也。鼫鼠，一名“田鼠”，俗名“豆鼠”，窃食禾稼，畏人，出没无常。贞，占问。厉，危也。四至二约卦为艮，三至五互卦坎。进攻敌军，犹如鼫鼠那样，偷偷摸摸，占问则危险。艮为鼫鼠，在坎穴中，晋似鼫鼠，失位所以贞厉，会有危险。

六五：悔亡。失得，勿恤，往吉，无不利。

卦主，当事之爻。六五失位。悔亡，困危可消除。恤，忧也。箭失而复得，无忧虑。筮遇此爻，悔可脱去，失物可得，无忧，有所往则吉利，没有不利。虚火之苗，明晃不定，为失得，勿忧虑。该进则进，将火置于煌煌则无不利。

上九：晋其角，维用伐邑，厉吉，无咎，贞吝。

晋其角，兽进其角以触物。邑，属于本国之城邑。厉，危也。吝，难也。进攻城市，乃是征伐属邑，有危险但仍吉利并无灾殃，占问此事则难于克敌制胜。旁通需，变通成乾，乾为首，位在角上成角。坤为土、为邑。

附按：晋卦乾宫游魂卦，消息二月。

䷣明夷第三十六

【明夷】利艰贞。

明夷，卦名。旁通讼卦，命卦剥卦。明夷象日入地中，易传称太阳为“明”。夷，灭也、没也。明夷为伤、为诛没，乃光入地下，在坤之下其明伤。占问艰难之事则有利。《杂卦传》曰：“明夷，诛也。”李鼎祚《周易集解》引郑玄注曰：“夷，伤也。”“日出地上其明乃光，至其入地，明则伤矣。”又引《九家易》曰：“日在坤下，其明伤也。”按：明夷为丧其明，晦其明，藏其明。

初九：明夷于飞，垂其翼。君子于行，三日不食。有攸往，主人有言。

明借为鸣，夷借为雉，今名“野鸡”。帛书《周易》“其”后有“左”字，当从之。初爻上应四，为人位，三四五互震，震为言，喻垂其左翼，不能应四而求救。离为飞鸟，其受伤垂翼，在明夷之初，君子理应行而避之。鸣鸟在天空飞翔，耷拉着左翅以求食。君子在外地旅游，常常挨饿，三天不吃饭，有所前往则主人有所告问，遭主人的谴责。郭璞《易洞林》曰：“离为朱雀。”离为三日，震为口、为食、为往、为主人。

六二：明夷，夷于左股，用拯马，壮吉。

卦主，当事之爻。明夷夷于左股，鸣雉的左腿被射伤。拯马，割去阳具之马，今为骟马。受点伤未危及生命，结果吉安。骟马无害于足仍能走，马壮而吉利。震为马，三与五曰同功，二以中和，应天和众。下夷为伤也，骟马阴承阳，六二位正，骑马而马壮是吉兆。

九三：明夷于南狩，得其大首，不可疾贞。

鸣雉栖息于南山，被人狩猎时射伤。君子去南方狩猎之时，迷路而得大道。筮遇此爻，不利于占问疾病。离，南方卦，为南狩。三上猎五爻，为得其大首则自暗复明。

六四：入于左腹，获明夷之心，于出门庭。

左谓三，坤为腹，四欲上，三居五，故入于左腹。二、三、四互坎，坎为心，言获取明夷之心。震为出。艮为门庭。干宝曰："一为室，二为户，三为庭，四为门。"于出门庭，言阳称"左"，为九三，四爻在三外，于庭门之间。鸣雉伤于左腹，伤重被人捉获，割取雉鸟的心，悬挂于门庭。

六五：箕子之明夷，利贞。

箕子猎获鸣雉，有利于占问。六五是卦主，当事之爻。箕子是殷纣王的宗亲，遭难后退隐。初九、六二、九三、六四皆记箕子猎得野鸡之过程。占问则有利可得。箕子近贴暗主，故佯狂，谪为奴身，受辱而自强不息。

上六：不明，晦。初登于天，后入于地。

成卦之主，当事之爻。明，即鸣。晦，犹隐也。上应三，坤藏于癸。坤上离下，离灭坤下。坤，地冥，为晦，不明而晦。日月丽于天上为晋卦，晋时在上丽于天，离登于天。明夷相反，反晋而入于地。雉鸡羽毛红而美丽，有离象，开始时飞于天空，然后落于地下或入于山洞中。喻君子官高位荣，如雉在天空中飞翔，后来被贬后入狱。上爻穷则凶，终有祸。

附按：明夷卦坎宫游魂卦，消息九月。

䷤家人第三十七

【家人】利女贞。

家人，卦名。贞，占问。筮遇此卦，女子有所占问则吉安。家人卦旁通解卦，命卦蒙卦。《归藏经》曰："散家人。"尚秉和《周易尚氏学》曰："卦以一阳一阴，散处于卦内，又上卦巽风，下卦火炎上，均有散意，故以为名乎。"扬雄《太玄经》家人卦作"居"。又云："阳方踞，肤赫赫，为物城郭，万物咸度。"度当作"宅"，古宅字，居也。家人初九，上九皆阳爻，故曰肤、曰城郭，而人宅其中，曰家人。家，居也。《杂卦传》曰："家人，内也。"李鼎祚《周易集解》引马融曰："家人以女为奥主，长女中女，各得其正，故特曰利女贞矣。"王弼《周易注》曰："家人之义，以内为本者也，故先说女矣。"陆德明《经典释文》曰："人所居称家。"《尔雅·释宫》曰："宫谓之室……其内谓之家。"木生火，火以木为家，曰家人。离、巽为女，二、四爻得正，利于女人占问。家以妇女为主人，家人即论家中人之事。象曰：风自火出。火动生风，木生火为家人。

初九：闲有家，悔亡。

闲，防也。闲如筑垣楗户以防盗贼。家有防守则困危可丧失。闲为防守，初九在下，安闲习练治家之道，时刻莫离监察家务则悔可脱离亡去。离，中虚外坚，有闲义。即《太玄经》所谓筑城郭。能防守其家，所以困危之事可以脱去。

六二：无攸遂，在中馈，贞吉。

遂借为"坠"，失也。中馈，内馈。爻辞言：妇女在家中从事做饭等家务事情，馈食方面无所坠失，占问则吉利。《春秋公羊传·桓公八年》："大夫无遂事。"遂，专。六二应五承三，不必专事，是没有必做专门的事情，所以为无攸遂。馈为饷也，进食于尊曰馈，六二得中，是在中馈，即做家常饭。

九三：家人嗃嗃，悔厉吉；妇子嘻嘻，终吝。

嗃嗃，借为“熇熇”，苦热之貌。厉，危也。嘻嘻，戏笑之貌。爻辞言：家人勤勉自律，三爻在离外而坚，有坚自守，安不忘危，守正常规，虽有困危而吉安。巽为妇、为进退、为噪动。妇子嘻嘻玩笑，肆无忌畏，有失谨慎则结果艰难。或吉、或吝同在此一爻内，是为人处事态度不同，所得结果不同，告诫家人不应任性失节。

六四：富家，大吉。

巽为富，六四爻位正，在巽之下是以巽在位，所以富家多财则大吉利。家以巽顺而居正，能保有大财富，自然大吉大利。

九五：王假有家，勿恤，吉。

假，至也，与格通。格，正。有，犹于也。恤，忧也。五爻是卦主，当事之爻。九五正中之德。大王至于臣下家中，不用忧虑则吉祥。九五为天子、为王，与萃卦“王假有庙”同。言大王以至德感格家人，无有不正，无所忧而吉祥。

上九：有孚威如，终吉。

孚，罚也。威，有威可畏。如，犹然也。爻辞言：君上有罚于民，有威可畏，则臣民不敢作奸犯科。君上有信有威，则臣民信之畏之，终为吉利、吉祥。上九居家之上，为全家所翊戴，曰有孚、曰威如。上居卦终，曰终。

附按：家人卦巽宫二世卦，消息五月。

䷥睽第三十八

【睽】小事吉。

睽，卦名。旁通蹇卦，命卦晋卦。小事吉利。《归藏经》作

"瞿"。《说文》:"瞿,鹰隼视也。"《礼记·玉藻》:"视容瞿瞿梅梅。"郑玄注:"不审貌也。"孔颖达疏:"瞿瞿,惊遽之貌。"《汉书·东方朔传》:"于是吴王惧然易容。"颜师古注:"惧然,失守之貌。"《汉书·吴王刘濞传》:"胶西王瞿然骇曰。"颜师古注:"瞿然,无守之貌。"瞿然无守,视而不审则必是乖违之事。帛书《周易》作"乖"。张揖《广雅·释诂》:"乖,偝也"则人相背也,古偝同"背"。犹如人各异其志而相违乖。今瞿、睽、乖义同。睽,反目也,相背而视。彖曰:"火动而上,泽动而下,二女同居,其志不同行。"中女和三女同住,不同道反目不相视。睽,上火下泽,散离之象。

初九:悔亡。丧马,勿逐自复。见恶人,无咎。

复,返也。恶,凶恶。《春秋穀梁传·隐公四年》:"晋之名恶也。"《左传·定公五年》:"吾以志前恶。"杜预注:"恶,过也。"困危将要过去,走失的马不要追究,马匹将自己返回,遇见凶恶的人,也无灾殃。震为马,兑二折为震,震毁曰丧马。震有复象,二爻必升至五爻,升五则下卦为震,曰自复。离为恶人,初前遇之,兑为见,曰见凶恶之人。初居潜位勿用之时,无所动作举动,悔可脱去而无灾祸。

九二:遇主于巷,无咎。

卦之次主,当事之爻。五爻为主卦之主,丰卦九四"遇其夷主",二爻应五爻。离为巷。他乡作客,遇主人于街巷则食宿有处,自是无咎。九二本乾卦中爻,离乾可以互变,不期而遇主人于巷,得中而无灾殃。

六三:见舆曳,其牛掣,其人天且劓。无初有终。

兑为见。互坎为舆、为曳。坎舆在前而三居坎之后,曰见舆曳。二三四爻互离,离为牛。掣,通"觢"。《尔雅·释畜》曰"牛角一俯一仰",牛用力之状。天,在额头上烙凿的刑罚。御车的车夫,很忧虑驾的牛车出故障而牵引不前,其人将受黥额和割鼻的刑罚，如开始不发生事故，就不会有这样的结果。

九四：睽孤，遇元夫，交孚，厉，无咎。

睽，目不相见也。孤，无父曰孤。睽孤，即遗腹孤，当其出生前父已死去，未尝与父相见。有一原本是遗腹孤儿的少年，碰见一跛子，两人俱被俘虏，虽有危险，但无灾殃。互坎为孤、为夫，以取夫象。《左传·襄公二十五年》："筮之遇困之大过，史皆曰：'吉。'示陈文子，文子曰：'夫从风'。"是以坎为夫也。

六五：悔亡。厥宗噬肤。往何咎？

卦主，当事之爻。以阴居阳为悔，然居中得应，其悔可亡。二五以五爻为宗、为宗庙。厥，帛书《周易》为"登"字。厥宗，是登临宗庙。噬为吃，肤为肉。其悔可脱去，吃肉后去登临宗庙有何过错？

上九：睽孤，见豕负涂，载鬼一车，先张之弧，后说之弧。匪寇，婚媾。往遇雨则吉。

负为伏。涂为途、为道路。弧为弓。说为脱，放下。婚媾为婚姻。上爻辞言：有个原本是孤儿的少年夜行，看见猪趴在路边，众鬼乘车而至，少年拉开弓欲射，车行近后细看，非鬼亦非贼寇，而是来迎亲的。少年放下弓箭前往参观婚礼，遇到下雨是吉祥之事。离为见、为说、为遇。三、四、五爻互坎为豕，坎为涂、为弧、为矢、为寇，坎数为一，曰一车。三虽坎体而应上九，往言遇雨吉祥。

附按：睽卦艮宫四世卦，消息十二月。

䷦蹇第三十九

【蹇】利西南，不利东北，利见大人。贞吉。

蹇，卦名。旁通睽卦，命卦坤卦。利往西南方向去，不利到东北方向去。大人为贵族之通称，是有地位、有德行的贵人。贞吉，占问则吉利。张揖《广雅·释诂》："蹇，难也。"《楚辞·远逝》："蹇骚骚而不释。"《管子·水地》篇："凝蹇而为人。"重坎为蹇。五居坤中为西南方，得中利西南。艮居东北方向，三阳穷于上，多凶。坎险艮止。险在前止，于东北内卦不利，西南卦利。大人看九五，得尊位贞吉，利见亦九五，大蹇朋来。蹇难之时，宜柔、尚止。利西南方，盖西南皆坤之居，以一阳居坤之中，坎位得正。若在东北方，为乾之属。以阳居坤之上为艮、为山，穷阻象，所以不利。蹇难之时，险阻互逆，利见刚正之大人，受其济蹇之道，可偾事而有功。此卦取比，不取应。

初六：往蹇，来誉。

蹇，借为"謇"，古本亦作"謇"。謇，正言直谏也。爻辞言：我以直谏往，人以赞誉来。在初六蹇时，力不足济，居止之初，去险尚远，见险而止。出门遇到困难，回来却得到荣誉。"往"字冠卦名，言下卦为誉。爻辞言往来看五爻，五在险坎中，蹇之主名，蹇来看三爻。初六距坎险远，先止而知变，得誉。

六二：王臣蹇蹇，匪躬之故。

大王和大臣出门，都有危险、危难，但不因为自身有难而不顾君王之难。大臣屡屡直谏非为其身，乃为君、为国。六二中正，应九五之中正，五在坎险之中，二去应之。辅忠之心公而忘私，此事终无错误。

九三：往蹇，来反。

蹇，直谏。反，反对、反驳。爻辞言：我以直谏往，人以反驳来。反有返身、归还之意，反就二阴来归安全之地。

六四：往蹇，来连。

连借为"谰"，抵谰，今语"抵赖"，不承认其过也。爻辞言：我以直谏往，人以抵赖来。李鼎祚《周易集解》引虞翻曰："连，辇也。"富贵人所乘车辇，车也。出门遇到困难，回来见有人拉车辇，六四上下皆阳爻，比九五爻，所处爻位正，承阳实则得所辅。六四在坎险中，二至四互坎，有重坎之象。

九五：大蹇朋来。

主卦之主，当事之爻。当位得中正，守其中正以处蹇则朋来。遇到了大难，终于赚了钱回来。处尊位故冠名言大。朋，阴类。六四比五，二与五相应，言朋来。十贝为一朋，贝为上古钱币。

上六：往蹇，来硕；吉；利见大人。

出门遇到困难，回来则大有收获，则吉利。可能利于高贵的大人，觐见有尊位之贵人可得利。此卦没有厉、凶、咎、断占之辞。苏轼曰："内与贵皆五之谓也。"见九五之大人，上六应三而从五，志在内。蹇至极而有助，是以硕而言吉也，利见大人谓从九五之贵也。

附按：蹇卦兑宫四世卦，消息十一月。

䷧解第四十

【解】利西南。无所往，其来复吉。有攸往，夙吉。

解，卦名。旁通家人卦，命卦萃卦。战国楚竹书《周易》作"缷"。《归藏经》作"荔"。"荔""离"古通用，荔即"解"。震出险故曰解。《序卦传》曰："物不可以终难，故受之以解，解者，缓也。"《说文》曰："解，判也，从刀判牛角。"《汉书·贾谊传》："皆众理解也。"郭京《周易举正》曰："解者，解散也。"解宜西南方向往而返回来，则吉祥，如有所往，早晨出行则吉利。有所往后停止则吉安。天气旱情严重，大旱缺水，后来雷雨交畅而至，雨水解散了旱情。解自升卦来，坤利西南之地。宜早往、早复，不可久烦扰。夙,《尚书·舜典》:“夙夜惟寅。”《尔雅·释诂》:“夙,早也。”夙为宿、为早也。夙早寅时吉,坎险在内震动在外,动而出险,为解。六五前遇险,为无所往,其来复吉。

初六:无咎。

初爻无灾殃,可以改过自新挽回错误。承阳有应,虽然失位,但无灾殃。此爻自震来,承阳故可无过错。

九二:田获三狐,得黄矢,贞吉。

卦之次主。田,猎也。黄矢,金矢,箭头以青铜为之。贞,占问。行猎得三狐,又拾得铜矢,自是喜事,占遇此爻吉利又吉祥。二为田,坎为狐,初爻至五爻连坎,皆坎体,为三狐。中位称“黄”,九二得中,贞吉,有得也。

六三:负且乘,致寇至,贞吝。

负,背物。且,犹而也。乘,乘车。致,招致。吝,难也。爻辞言:背负物品而乘车,必其物珍贵,不肯放于车上,将招致贼寇来而劫。其艰难,即在眼前,将有艰难发生。三在内坎之上,今又上至五又为坎,上为盗贼是致寇也。三不当位,坎为车,坎致盗贼丛生,卜问则吝为难上加难。

九四:解而拇,朋至斯孚。

解,脱也。拇借为罝,捕兽网也。斯,于是也。孚,古“俘”字,谓捉得。有人设网以捕兽,有大兽入网中,曳脱其网,有朋友来助,于是捉得之。四自知处位不当,必去应初之小人,阴之朋类于是信之。阴以阳为朋,言上下阴共孚于四。震为足、为足大拇指。四承重阴,阴阳遇则通。

六五:君子维有解,吉,有孚于小人。

主卦之主,当事之爻。君子只有解脱小人则吉利,对于小人也要有诚信。复我阳明,小人即退,若仍阴暗,小人不会退去。小人者六三也,君子与小人道不同,小人去则君子道得行,是吉利。

上六：公用射隼于高墉之上，获之，无不利。

某公在高地城墙上射中鹰而获之，没有不利。震为公、为射、为城墙、为鹰、为伏巽。因为前五爻重坎，上六履重坎之上、之外也，动作如意，故曰获之，无不利。

附按：解卦震宫二世卦，消息二月。

䷨损第四十一

【损】有孚。元吉，无咎。可贞。利有攸往。曷之用二簋，可用享。

损，卦名。旁通咸卦，命卦大有卦。曷借为“馌”，馈食。簋，商周时期盛饭的器具。享，祭也。筮遇此卦将有所获，大吉而无灾殃。所占之事可行，利有所往。馈食于神，只用两簋饭菜，即可举行享祭。损，《归藏经》作“员”，“员”古时作“云”，云是山川之大气。上艮下兑，山泽通气。气和云出于沼泽中为云出兑中。三至五爻互坤，坤为云，云即气。二爻至上爻为正震、反震。震为动、为云出泽中，至上而反回转是云形，合卦象为损。此卦六爻皆应，所以有孚。二阳遇阴曰元吉。可贞，言二不宜升五再损。利有攸往是谓上九下乘重阴。上卦艮为止，震为簋，兑为享祭，坤为二簋亨通。兑上阴，阳损，内卦兑上本位阳，今阴为损上。上指长辈、师尊、领导等。

初九：已事遄往，无咎，酌损之。

已，李鼎祚《周易集解》作“祀”。遄，速也。筮遇此爻，祭祀之事应速往，乃无灾殃，可以斟酌减损其祭品。把自己的事情先放下，速去干急需办理的事。初爻应在四，四互震，为祭祀。兑，飨也。初九当位，宜往应四，所应为阴而无咎。酌损为斟酌减损祭品。

九二：利贞，征凶，弗损，益之。

宜于恪守正道，征伐他国则凶。不能减损，只能增益。初已损，二不宜再损，利于正道。震为征，如三往五则下损，所以征伐凶。弗损即二爻不动不再损下，即益二。

六三：三人行，则损一人。一人行，则得其友。

次主卦爻。三人出门行，一人会有损失，一人出行就会遇到朋友并得到帮助。乾为人，泰三阳为三人，原泰卦内乾外坤，今内卦成兑，是损一人，损三益上外卦成艮，上乘重阴，阳以阴为友，所以一人行则得其友。友为阴爻，指四、五爻。旧解法以下兑为友，阴阳相遇为朋友，兑二阳、艮二阴为朋友。自二以上，皆可以三概之。

六四：损其疾，使遄有喜，无咎。

遄，亦速也。古人谓有病以后病愈为有喜，因为病好了可喜。爻辞言：减损人的疾病，使之速愈，自无灾殃。三、四、五爻互坤，坤为疾病，四得阳应之，所以损其疾，使他快速痊愈则是喜事，没有过错。坤为忧，乾为喜。往得阳，应初而喜。

六五：或益之十朋之龟，弗克违，元吉。

主卦之主，当事之爻。益，加也。西周之前以特殊贝壳为货币，十贝曰朋。克，能也。违，犹拒也。爻辞言：灵龟价值增到一百个贝币了，但也不能离去不买，买它则大吉。艮为龟、为朋友。坤数十，十朋为百贝。阴顺阳为“弗克违”，五位尊为“元吉”。侯果曰：内柔外刚，象龟。

上九：弗损，益之，无咎，贞吉。利有攸往，得臣无家。

上爻之三则上损，不动则益上，是得臣为助，没有灾殃则吉祥。上九乘重阴，所以利有攸往。坤为臣辅，是臣助。即不反三，所得臣辅公而忘私为无家。不损减人员而增益臣辅，无过错，占问则吉祥，有所往可得利，得到单身臣民。

附按：损卦艮宫三世卦，消息七月。

䷩益第四十二

【益】利有攸往，利涉大川。

益：卦名。旁通恒卦，命卦蛊卦。《归藏经》作“諴”。《说文》：“諴，和也。”益卦象为震下巽上，巽为风，震为雷，风雷同声相应，和之至为益。以彼阳来益我，《周易》以阳爻上下言，而称之“益”；《归藏》合上下卦而言，谓之“諴”。《说文》：“益，饶也，从水皿，皿益之意也。”《国语·周语》：“而益之以三怨。”张揖《广雅·释诂》：“益，加也。”陆德明《经典释文》曰：“益，增长之名。”乾为大川，巽为乾初之旁通。巽中爻即乾之中爻，巽而非纯乾，利有所往，利于渡涉大河。益，增长之裕也。二至四爻互坤，坤为民，震为乐，阳爻上下合益，为风雷同声相应，上下和乐，相得益彰，为六合卦。

初九：利用为大作，元吉，无咎。

卦之次主。本爻自渐来。大作，大建筑。筮遇此爻利于大兴建筑，大吉祥而没有灾患。大作又为耕作播种，震为春、为耕作。阳遇阴所利，乾元通始为大吉祥，没有过错。

六二：或益之十朋之龟，弗克违。永贞吉。王用享于帝，吉。

帝，天帝。享，祭也。克，能也。永贞，占问长期之事。筮遇此爻，有人卖售价值增长为百贝之宝龟，不能拒而不买，又占问长期之事则吉祥。大王用享祭天帝而吉利。艮为龟，坤数为十，所以为十朋之龟。二应五，五艮以十朋之龟益二，二得阳应，所以弗克违。二当位，永贞于二而吉祥。震为天帝，王谓五爻。震为祭祀曰享，言五应二则二吉兆也。商代壶铭曰：“甲寅，子赏小子省贝五朋省扬君赏，用作父巳宝彝。”

六三：益之用凶事，无咎，有孚。中行告公用圭。

圭，通“珪”，玉器。中行似为人名，似即微子之弟仲衍。公当是周国之某公。爻辞言乃一古代故事：殷朝有凶灾之事，周某公助益之，结果无灾难且有俘获，中行来告灾乞援，用珪来做乞援之礼物。三居坤中，坤凶为事。言上爻来益三为五爻所阻。震为言、为告、为玉、为珪。坤为众、为公爵、为诸侯。言约同诸侯执珪，共往朝五，珪者天子所赐予。执连以为信，引申有俘中行之义，与上之凶事无涉。

六四：中行告公，从，利用为依迁国。

六四得正，上下应、比皆正。二至四互坤，坤为国。四爻抱巽体为迁国。中行为五，震为告。坤为臣、为众、为顺。五下三阴宜共同承九五。震为动、为迁国都。艮止为依，依以建国都也。阴从阳故利，巽为利。《左传·隐公六年》：“我周之东迁，晋郑焉依。”《说文》：“依，倚也。”言坤国播迁，至五而止。

九五：有孚惠心，勿问，元吉。有孚，惠我德。

主卦之主，当事之爻。惠，顺也。爻辞言：有俘虏顺从我之心意，勿追问，是大吉，有俘虏顺从我之德行。《诗经·邶风·北风》：“惠而好我。”毛传：“惠，爱也。”张揖《广雅·释言》：“惠，赐也。”惠也有诚信之意，惠言顺。坤为顺、为顺心。有孚惠心，言五孚于下而顺我。五在震外，震为问，故勿问。五为尊位曰元吉，五乘重阴而大吉祥。乾为德，有孚惠我德，三阴皆顺我。

上九：莫益之，或击之，立心勿恒，凶。

上九位不正。无人增益他，有人攻击他，不能永久坚持自己的意见，便有灾祸。上与五为敌，为莫益。言上应三爻，然上益三则为五爻所忌而击之。五至三爻互艮，艮为手、为击。坤为心。上九处巽上，下虚风陨，进退不果，曰立心不恒，则退有灾祸。益初至四为复，其见天心。恒九三云“不恒其德”，益上九与

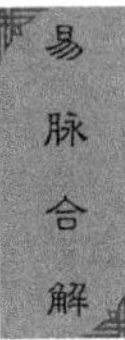

恒九三同为巽之上爻,故曰勿恒。缘巽下桡,所以义同。此爻主自随来,互艮阳止于上之象。震为立,心,下卦初九、六二偏坎象。上卦巽为不果,无恒之象,故言立心勿恒。

附按:益卦巽宫三世卦,消息正月。

䷪夬第四十三

【夬】扬于王庭,孚号,有厉告自邑。不利即戎,利有攸往。

夬,卦名。旁通剥卦,命卦蹇卦。《归藏经》作“规”。规,圆也。夬重乾,乾为圆。夬上缺,为泽、为天。夬为玦,环形玉佩上有缺为玦。有人被举用于王庭,获得的俘虏呼吗,有邑人来告,不利于发兵出征,利有所往。乾为王。伏艮为庭,阴履五阳之上曰扬于王庭。兑为呼吗,有厉危,言阴孚于阳,穷处于上。兑口为告,兑为斧钺,故曰戎。《礼记·月令》:“以习五戎。”注曰:弓、殳、矛、戈、戟。《说文》:“戎,兵也。”伏艮为邑。告自邑,不利即戎者,言一阴危处于上,告诫国人不可妄动,皆指上六言。九五为利有攸往。夬阳息,三月卦。五息而往则阴尽,阳决阴。夬,决也。决为绝也。象是“泽上于天”,即泽岸断决,洪水滔天,是以卦名曰夬。以泽比民,以天比王庭,以泽上于天比民登于王庭之上。即国君举用民中之贤者,如尧举舜于畎亩、汤举伊尹于庖厨、武丁举傅说于板筑、文王举吕望于屠钓等事。上举诸例乃千载罕见之事,是庶民能自处于德,君子则举而用之。

初九:壮于前趾,往不胜,为咎。

壮,伤。初九在下为足、为前趾,阳与阳得敌伤。对手伤在下不妨事,如前往则不能制胜,为有灾。野兽虽被射伤前趾,伤不重,往不制胜而有灾祸。往为九二,震为趾。言前往则有过错。

九二：惕号，莫夜有戎，勿恤。

惕，惧也。号，大呼号。莫，古“暮”字。戎指寇兵。恤，忧也。恐惧而大呼，夜间有寇兵来，然而勿忧，不足为患。外卦兑为号、为兵戎。有戎，言有寇兵来。乾为惕、为忧，因二不应五，所以勿忧。

九三：壮于頄，有凶。君子夬夬独行，遇雨若濡，有愠无咎。

壮，伤也。頄，面颧。夬借为“趹”。趹趹，急走之貌。濡，湿也。愠，不快意也。面部颧骨受伤，是凶象。君子外出疾速独行，途中遇雨，淋湿了衣服，虽然怨恨不高兴，但无灾殃。三居下卦之上曰頄颧，而四五皆阳，所以伤其面颧，有凶祸。乾为君子，承乘皆阳遇敌，为夬夬独行。应在上，上兑为雨，乾为衣，而又正应，则无灾殃。

九四：臀无肤，其行次且，牵羊悔亡。闻言不信。

肤，皮肉也。次且，行不进之貌。筮遇此爻，将受杖刑，臀部皮开肉脱，其行难进，牵羊献当权者则其悔可亡，不要相信所闻之言，因是谎言。臀部在尾闾穴周围。艮伏象，臀无皮肉，行走困难。兑为羊，乾为行。四爻承乘皆阳爻，失位其行难，见且行且止之貌。四宜随五，居五则悔亡，四需付出礼物则悔可脱去。乾为言、为信。兑为口、为闻，有耳象。言不信者，兑为向外，乾言向内，相反也。

九五：苋陆夬夬中行，无咎。

卦主，当事之爻。孟喜云：“苋陆，兽名。”夬上卦为兑，兑为羊。《说文》：“苋，山羊细角者。”五皆中行，夬夬，羊行貌。细角的山羊，疾速驰行在道路的中央，没有灾祸。

上六：无号，终有凶。

无当作“犬”，形似而传写误。号，哭号。古人以犬号为凶兆。《墨子·非攻下》：“昔者三苗大乱……犬哭于市。”阴在上，为阳所推，不能长久。兑为口、为号叫。虽无号咷，终归有灾祸。泰卦上爻城复于隍，复上迷复，谦上鸣谦，升上冥升，临上敦临，师上小人勿用，坤上龙战于野，明夷上不明晦，夬上无号终有凶。易经上爻穷凶，是由前五爻而定为凶的，为吉也是看前五爻而定为吉的。

附按：夬卦坤宫五世卦，消息三月。

䷫姤第四十四

【姤】女壮，勿用取女。

姤，卦名。旁通复卦，命卦夬卦。消息五月夏至。《归藏经》作"夜"。古代娶女必在夜晚，至近代泰山地区仍保持这种风俗，半夜抬着新娘娶回家为吉利。姤阴遇阳，即女遇男，婚姤也，是姤与夜近义。帛书"周易"写为"狗"。狗借为"姤"。"狗""姤"，古音同韵音近而通。壮，伤也。女伤阳，柔消刚，女看初爻，女已壮大，不用娶女。姤卦一阴爻五阳爻，一女当五男，女壮以淫，不可娶。天下有风为姤。消息冬至为复卦，夏至为姤卦，邵子谓天根、月窟。西汉焦延寿《焦氏易林》复之履云："先王日至，不利出域。"又晋之解云："二至戎家无凶祸。"先王以至日闭关，商旅不行。古时视二至最重，自周讫南宋可考见者，二至节时皆停止工作。

初六：系于金柅，贞吉。有攸往见，凶。羸豕孚蹢躅。

金，泛指青铜，青铜器始铸时皆金色。柅，织布、帛的一种工具，缠线于其上，线之一头系于机上，东北人呼为"闹子"。闹子即"柅"的转音。羸借为"累"，以绳系之。孚，牵引。蹢躅，住足不进之貌。巽为绳，乾为金，为金柅，王肃所谓织绩之器。线依附于坚刚的金柅，如奴隶依附奴隶主，是吉利。但奴隶逃跑，另有投奔，则凶。因被奴隶主捉回，如同猪走逸被捉回，用绳系而牵回，猪停足而不进，终入圈牢被屠杀，为凶兆。

九二：包有鱼，无咎，不利宾。

卦之次主。厨中有鱼，无灾殃，不利于外出做客。“苞”“包”古通用。巽为鱼、为宾客。不利宾，指上四阳而言，为二所据，四阳不能及初。陆德明《经典释文》曰“包，本亦作庖”，以庖厨为义。

九三：臀无肤，其行次且，厉，无大咎。

三居下卦之末，为臀，在尾闾穴周围。初阴爻下烂，为无肤。乾为行，三得敌，次且不前，然而三当位，虽然危险而无大的灾祸。臀部皮开肉脱，其行难进，虽然有危险，但是没有灾难。

九四：包无鱼，起凶。

起，作。帛书《周易》写为“征”。四与初正应，但是被三所截。想去厨人处取鱼，但已无鱼，若一意孤行，去了必然是凶事。四去应初，疑有鱼，岂知为二所获，实无鱼，四爻因不知二爻不放手。厨中没有鱼，外出征伐有凶。无鱼则无动，动去应初则被二爻三爻所害，是有灾难。

九五：以杞包瓜，含章，有陨自天。

主卦之主，当事之爻。杞借为“芑”。芑，白苗嘉谷也，又名“白粱粟”。包，裹也。《尔雅·释草》：“芑，白苗。”“瓜”“苽”古通用，苽同“瓜”。以芑包瓜者，拔芑于田中以包瓜也，瓜之既熟，芑亦将成，芑本嘉谷，所以养生，瓜虽味甘不能充饥，今为借瓜之故而包以，是因其所爱而害其所养之象。《说文》：“苽，雕苽。”“苽”“胡”古声相近，雕苽即雕胡也。苽即茭白，蒲菜根也。以杞包瓜，犹白苗包裹的茭白。白苗裹着茭白，内含文彩美质，又似从天空落下来似的。上卦乾为园、为瓜。陨，坠落。天时既至瓜熟蒂落，品物成章，是吉兆。另解含章为克商，有陨自天指周武王伐纣攻克商都时，有陨石从天而降。

上九：姤其角，吝，无咎。

姤，遇也。吝，难也。遇兽之角，为其所触未被碰伤。吝乃逢艰难。无咎，没有灾殃。乾为首，上九居乾之上，有角之象，为姤其角。上九居上卦外爻，虽有艰难，然阳不为害，所以无咎。

附按：姤卦乾宫一世卦，消息五月夏至。

䷬萃第四十五

【萃】亨，王假有庙。利见大人。亨，利贞，用大牲吉。利有攸往。

萃，卦名。旁通大畜卦，命卦既济卦。大王亲至宗庙，宜于见大人，乃可得利之占问，举行祭祀时用牛为牲则吉祥，利于有所往。萃，聚也。万物聚于泽中曰萃。又为泽上于地上，刚中而应故聚。亨，看九五爻，庙下互艮象，连上爻有复庙重屋之象。卦位内体为家，外体为宗庙，此王为九四，大人为九五。牛为大牲，坤为牛，王谓九四，谓文王，亦文王祭宗庙之象。《诗经·大雅·思齐》云："肃肃在庙。"兑为羊，巽为猪，坤为牛，皆大牲口。利于有所往，以顺天命。谓二应五，五天位而当位，所以《彖传》曰："顺天命也。"九五得位利于见有权位之人。

初六：有孚不终，乃乱，乃萃若号。一握为笑，勿恤。往无咎。

孚，罚也。乱，精神错乱。萃借为"瘁"，病也。号为哭号。握，帛书《周易》作"屋"，握借为"屋"。恤，忧也。爻辞言：某人将受君上之罚，而终未罚之。某人大恐得病发疯而哭号，一屋之人皆笑之，然勿忧也，前往仍无灾患。此爻自临来，孚为临时，临六四与应初，号为上卦兑，兑为号，有应为孚，初为二、三爻所阻格，难于应四，故曰不终。坤为乱、为萃、为聚。乱萃于下，艮为手、为握手。四下来与初爻握手，易位下卦成震，为笑。勿忧则初、四得正，所以往而无咎。

六二：引吉。无咎。孚乃利用禴。

引，当作“弘”，殷墟卜辞常云：“弘吉。”弘，大也。禴，祭名，不用大牲，用饭菜祭之俭约。爻辞言：长久而大吉，没有灾害，对于俘虏来说则有利，因为不用人牲只用饭菜来禴祭即可。孚，二与五孚，言祭先需诚心，忠信。

六三：萃如嗟如，无攸利。往无咎，小吝。

萃借为“瘁”，病也。嗟，叹也。吝，难也。爻辞言：人有病而叹息，是无所利益，但前往没有灾殃，仅有小小的艰难。三、四、五爻互巽，巽为嗟如叹息。失位无应，为无所利，三前遇重阳，往无灾，然上无应，所以往而有小难。

九四：大吉，无咎。

九四爻应初六爻且下乘三阴，为大吉祥。失位亦无咎，仅免灾殃。九四无位、失位，除非得有大吉之事，方能免灾。卦之次主。四得六才能正，此不当者其义不正，以其明阳返则近五，爻正巽才顺受之。

九五：萃有位，无咎。匪孚，元。永贞悔亡。

主卦之主，当事之爻。匪为非，不也。孚，罚也。元，大也。贞，占问。爻辞言：劳瘁于职位，自然无过错，治民不用罚刑则大吉，占问长久之事悔恨可去除。阳刚中正得位居中，有位无灾，五孚与二，但为四爻所阻，难与二应，为匪孚，占问长期之事，悔将脱去，无困危。

上六：赍咨涕洟，无咎。

赍，持也。咨借为“资”，财也。涕，眼泪。洟，鼻涕。涕洟，即流眼泪出鼻涕。爻辞言：携持货财，而流眼泪又流出鼻涕来，虽有险难、危险，但无灾殃。上六无应，又无所萃，虽在外又不敢自安，如舜之耕匪历山；周公之东国，必号泣，求萃于君父。赍咨涕洟，嗟叹之词。兑为泽、为口、为鼻液、谓哭泣。上乘阳，三无应，故悲哀。上六当位，故无过。

附按：萃卦兑宫二世卦，消息八月。

䷭升第四十六

【升】元亨，用见大人，勿恤。南征吉。

升，卦名。旁通无妄卦，命卦解卦。帛书《周易》作“登”。登、升皆由下而上之意。《归藏经》曰“称”。《尚书·牧誓》：“称尔戈。”孔安国传曰：“称，举也。”又誉人曰“称扬”。升者，升而上。举者亦扬之使上，故《归藏经》曰“称”，《周易》曰“升”。“称”“登”“升”，其义并同。《序卦传》曰：“聚而上者谓之升。”《彖传》曰：“柔以时升。”有上升之意。郑玄曰：“升，上也。”马融云：“升，高也。”孔颖达《周易正义》：“升者，登也。”有升高、登高之义。地中升木。阳上升，阳遇阴则上升。开始举行享祭，宜于见有尊位之大人，不必忧虑，向南征伐则吉利。阳遇阴则通，曰升。阳上升则元亨。大人为二爻，二为三爻阻格，所以不曰利见大人而曰用见，言二宜升五也。坤为忧、为恤。二升五大人得位，故勿恤。震为南、为征伐。三临群阴，所以南征吉。《左传·成公十六年》：“其卦筮遇复。曰南国蹙。”明夷九三曰“南狩”。皆可证以震为南。

初六：允升，大吉。

卦之次主。允，进。初六进而登高则大吉。本爻自临而来，初六言为巽体，巽为允，故言允升。大看九二、九三两爻，为大吉兆、吉利。

九二：孚乃利用禴，无咎。

孚，忠信也。禴，祭名，仅用饭菜祭祀，夏天用薄祭，不用大牲。九二爻在升时，人以忠信竭诚敬神鬼，乃利于举行禴祭，可无灾殃。实行刚中之道。二孚五，五坤为吝啬，乃用薄祭，无过错。

九三：升虚邑。

虚，大丘也。邑在大丘之上。升于虚邑，登上有邑的高丘，是吉利之象。三阳居阳，重刚之质，果于升者又逢坦途，顺无阻，如入无人之邑。坤为邑，外卦坤，为阴土、为邑、为荒墟。《左传·僖公二十八年》："晋侯登有莘之虚。"

六四：王用亨于岐山，吉，无咎。

岐山，西周境内之山名，在陕西省岐山县东北。筮遇此爻，周王以享祭岐山之神，吉祥无灾害、无灾殃。震为王、为陵、为陂。言二升五，四得承阳，阴顺阳，形容登上岐山，望王祭岐山有所享献。

六五：贞吉，升阶。

主卦之主，当事之爻。贞，占问。卜问则有吉兆，依次步步上进。坤为土，有阶级之象。升阶言二、五，阳升至五爻。体顺坤重阶之象，应九二刚中之贤，下巽顺上坦途，恒守顺德之正，愿阶而升，吉而大德之志行。

上六：冥升，利于不息之贞。

升之极，不要无止之升，当自消虚，不为富贵，大利于不息之占问，以免夜间也想要上升而有所失。在上位至上势位，应自消损为正道。冥，夜也。坤为冥、为晦、为夜。不息之贞与永贞意同，指占问长期休咎。升至极，不可再增益。

附按：升卦震宫四世卦，消息十二月。

䷮困第四十七

【困】亨。贞大人吉。无咎。有言不信。

困，卦名。旁通贲卦，命卦乾卦。亨，享祭也。贞，占问。大人，贵族及大德之通称。郑玄曰："犹君子处乱代，为小人所不容，故谓之困也。"陆德明《经典释文》："困，穷也，穷悴掩蔽之义。"张揖《广雅·释诂》："困，穷也。"困卦，享祭，占问大人则吉利，没有灾患，他人有言不信，因不可信。变丰上卦化震，尚行所以废言。二、五刚得中，则亨。二五为大人。兑为口、为言。三至上此四爻为正反两兑，所向不同，所以有言不信。《左传·昭公五年》："遇明夷之谦……于人为言，败言为谗。"谓谦上震，为人言，下艮为反震，故曰败言，是以正反震为谗言。困为水在泽下，则泽竭无水。兑口在水上，是顺口流水。顺口流，溜也。流水在下，潴水在上，内流不外浸，水下流则泽上枯，故泽无水则困难。象曰：泽无水，困。

初六：臀困于株木，入于幽谷，三岁不觌。

初与四应，坎为幽谷，谷深黑如监狱。臀部受到刑罚而被囚进监狱中，三年不见则有灾难。离为见，坎灭离，三岁不见，内三爻称三岁。株，干也，独立之树。《韩非子》载有守株待兔的故事。坎为株、为幽，坎陷为谷。初在下，入于幽谷。初爻失位，树根柔在下皆连树身，身连干，干连枝，枝连叶。

九二：困于酒食，朱绂方来，利用享祀。征凶。无咎。

卦之次主，当事之爻。绂，通"韨"，祭服。有人酒食过量喝醉了，是因为君王穿着纯赤色的衣服来祭祀祖宗。利于进行祭祀，没有什么灾患，但出兵征伐则凶。坎为酒食，二至四互离，离为红赤、为朱绂。必须在安全处待命，等时来运转，在困之时而求征伐则凶，有灾祸，不进行征伐则没有什么灾难。

六三：困于石，据于蒺藜。入于其宫，不见其妻，凶。

妄行取困。其人行路被石头绊倒，手抓在蒺藜上，其妻被人骗劫，进入其屋室，没有看见其妻，是凶象。石看九四爻，半艮为石，九二为蒺藜。坎为宫室，六三为妻，失位不正，故言凶辞。

九四：来徐徐，困于金车。吝，有终。

此爻自恒来，上为兑，阴内附阳称"来"，徐徐而来。坎为车，兑为金，故言金车，即青铜所铸造之车。兑为阴金，虽有初之与应，但见吝难于六三。卦因得旁通为有终。来得迟缓，是因为金车出了事、出了故障，虽有艰难，但结果还是回来了。

九五：劓刖，困于赤绂，乃徐有说，利用祭祀。

当事之爻，主卦之主。王命臣下之服赤绂以祭祀，取不得不来、徐来之意。变坎伏艮，艮为鼻，下互伏震为足，艮、震皆伏卦为断鼻足之象。外兑为毁折，应肢体残伤。赤绂乃取下互离。其人受劓、刖之刑，处于危险之境，是为穿着赤绂的大夫所困迫，但慢慢地化险为夷而喜悦，宜于举行祭祀。

上六：困于葛藟，于臲卼，曰动悔有悔，征吉。

有人被葛蔓绊倒，手虽抓住木橛，但其因举动悔而又有悔，出兵征伐则吉安。巽为葛蔓，三至上反巽，所以困于葛蔓。臲卼，危险不安的样子。上乘刚无应，自惊不安。动悔，言动而应三，三不应，所以有悔，又言下乘阳又有悔。征吉谓三，言三往四，上得阳应而用兵征伐则吉安。

附按：困卦兑宫一世卦，消息九月。

䷯井第四十八

【井】改邑不改井，无丧无得。往来井井，汔至，亦未繘井，羸其瓶，凶。

井，卦名。旁通噬嗑卦，命卦乾卦。邑，古称“小村”，小镇也曰“邑”。《论语·公冶长》曰“十室之邑”，即其例。汔，水竭。至借为室，塞也。繘借为“矞”，穿也。羸借为“儡”，毁也。卦辞言，改建村庄，不改造其井，无失而无得，众人来往于井上汲水后井已干涸，被泥阻塞，不穿挖井且汲水用的瓶子已坏，不能从井中汲水则凶。水在泽中，汲之不穷，二至四互兑，坤为邑，泰初往坤中，故改邑不改井，无丧无得。初至四为正反兑，故往来井井，焦延寿《焦氏易林》益之萃云“往来井上”，即以萃三至上为正反兑，为往来井井。中爻离为瓶，正当毁折之地而巽为绳，为井壁所碰而毁其瓶，无法汲水，是凶兆。二至四有兑象，为毁折；三至五有离象，为瓶，故曰“羸其瓶”。未繘者，巽为长绳，但上刚变柔，因绳断而毁其瓶。是凶兆，非井凶，是人不择材而用以致凶祸。木上有水之象曰井。巽是抱体，不能折，巽为柔树。树根荄，木上有水泽润之象，有养民、使民相养之意，皆取井义，井从巽来。

初六：井泥不食，旧井无禽。

井以阳为源泉，为活水。阴在井底为泥，近泥者，泥鳅、小虾、鲋蛤之类。初六柔在井底为泥，因无应，为无禽。巽截坎下，若三不截坎则是坎，今截成巽，乃称原坎为“旧井”。井水有泥而不能使用，湮没废弃且不能养兽禽。或为捕兽之陷阱破旧，不可捕得野兽。此以不可用之两种井比喻不可用之人。

九二：井谷射鲋，瓮敝漏。

九二不正，以九五为主，下比初六为漏，去比下爻之阴为漏。用弓箭射鱼，没有射中，系放的陶瓮也没有捕着鱼，是因瓮破也漏也。二居下体，山口出水为谷，井口为井谷。巽为鱼，曰鲋，是小鱼，也为虾。伏震为射。巽下缺，为敝漏，瓶漏水，失其用。因二前遇阳，应亦阳，动静皆不适宜。

九三：井渫不食，为我心恻。可用汲，王明并受其福。

渫，水清洁也。恻，悲也。并，俱也。爻辞言：井水清洁而不食，因我心悲痛。井水可以汲取，大王应明察，则王与臣民俱受其福祉。三应在上爻，上居坎水之上，洁清为渫。坎为心，为忧、为悲。初爻为泥，三被阻，不能汲水上，王为五，五坎为隐，隐不明，然大王终有明白之时，王明则三上汲水，喻贤良人才终能被王录用，大王与臣民俱受其福。凡爻五克去三四之阻，终能相合。

六四：井甃，无咎。

六四得正又在外体，居间而正。甃，垒砌井壁，为修、为瓶象。以砖石砌井壁则井水长清，人食无害，井坚而清洁则无灾患。

九五：井洌寒泉，食。

洌，清洁也。爻辞言：因泉造井，井水清，泉水寒凉可食之。卦主，当事之爻。五虽无应，有中正之德，洌泉为坎，可食用，坎体称泉，五至三爻互离，离象食，以养万物。

上六：井收勿幕；有孚元吉。

收，汲水完毕，收其井绳与瓶。幕，盖也。孚，罚也。元，大也。爻辞言：有人汲完水，收其瓶、绳，不盖其井，受罚乃大吉。六居上坎为盖，言井即成，得三阳以应而吉。不盖井会造成不良后果，对违规之人有惩罚则吉利。

附按：井卦震宫五世卦，消息五月。

䷰革第四十九

【革】巳日乃孚，元亨。利贞。悔亡。

革，卦名。旁通蒙卦，命卦大畜卦。巳借为祀。孚，罚也。

泽中有火则革，二女同居其志不相得曰革。汤武革命，水火相息，改革也。古人刑罚在社并祭社神，筮遇此卦可举行大享祭，乃有利之占问，其悔、困危，可亡去而丧失。《说文》："革，兽皮治去其毛，革更之。"郑玄注曰："革，改也。"革去故改也，革有改和变之意。《序卦传》曰："井道不可不革也，故受之以革。"顾炎武《日知录》谓"朱子发读为戊己之己"，当从之。离为日贞己，纳甲法离纳己，故曰己日。己日谓二，二爻为离主爻，承阳应五，故曰乃孚。虞翻曰："离为日，孚谓坎，四动体离，五在坎中，故己日乃孚。"元亨利贞，端木国瑚诂为"春夏秋冬"。《彖传》所谓四时也，四时更代乃革之最大。卦巽居春夏之交，离为夏，兑为秋，乾为冬，故曰"元亨利贞"，纯取革义。

初九：巩用黄牛之革。

巩，束而缚之。兽皮去毛曰革。此爻主变大过。凡兽皮，因寒暖而改变谓"革"。黄牛之革，看六二爻为黄牛，初与二三同体，爻辞言：束缚物品时用黄牛皮制成的革绳。牛革喻其坚固，坚固莫过于牛革。干宝谓：离爻本坤，黄牛之象也。

六二：已日乃革之，征吉，无咎。

此爻变二成小过，非克期之象。此处应言"己日"，与蛊言先甲、后甲，巽言先庚、后庚同，均在易例中无配象，皆取用天干记日，按照纳甲法离纳己，故曰"己日"。二爻有应，故乃革征吉。六二为日中、为离，本坤。二爻谓征则遇阳，遇阳则无过错及灾殃。

九三：征凶。贞厉。革言三就有孚。

此爻变无妄。九居三得正，过刚故厉，为有危险。征伐则凶，占问之事有危险，有罪更改供词，三次审问而后有刑罚。贞厉为三临重阳，阳遇阳得敌，虽得敌不能应上，若上六即三则很顺利而有孚。损六三曰"三人行"，需上六云"三人来"，取数三，皆以在三爻，有孚于三。

九四：悔亡。有孚改命吉。

此爻变需，成既济，为改命吉。九四失位，当有悔。三、四、五互乾，九四居乾中，乾为信，所以悔去有孚。二至四互巽，巽为命，四至上是巽覆，为改命。改革生忧，改革训为革命，改命为革，变则通故吉。

九五：大人虎变，未占有孚。

主卦之主，当事之爻。大人，泛指贵族及大德之人。乾为大人，虎喻大人。履卦九五的尊威，崇高巍奂。乾有虎象，后已失传，乾为虎。大人虎变，下有应，二升五为阳，为大人虎变，旁通蒙合其德，所以未占有孚，即没有俘获。爻辞言：大人穿着如虎纹的衣服，威猛、残暴，士卒离心，则没有什么俘虏和俘获。

上六：君子豹变，小人革面。征凶，居贞吉。

君子，古代贵族与士之通称。小人，古代庶民之通称。君子变脸如豹，威猛凶狠，小人改面厚如皮革，畏刑不知耻，出师征伐则凶，如果安居，占问则吉利。上六阴爻称"小人"，艮为面，为小人改革脸面。《史记·项羽本纪》："马童面之。"上六当位，不宜动，如行动去征伐，必然打败则有灾祸。安居不动，占问之事则吉利。此爻变离，革道之终，旁通蒙，上为艮，艮为居、为安，即革则功定，以安民为要务，改革之终，言居贞则吉是革之大义，人民安居乐业。

附按：革卦坎宫四世卦，消息三月。

䷱鼎第五十

【鼎】元吉。亨。

鼎，卦名，旁通屯卦，命卦坤卦。鼎，开始即福祥，且又亨通。《说文》："三足两耳，和五味之宝器也。"《周礼·秋官·掌客》："鼎簋十有二。"郑注："鼎，牲器也。"古人视为宝器或为政权的象征。李鼎祚《周易集解》引《九家易》曰:"鼎能熟物养人……牛鼎受一斛。天子饰以黄金,诸侯白金,三足以象三台,足上皆作鼻目为饰也。羊鼎五斗,天子饰以黄金,诸侯白金,大夫以铜。豕鼎三斗,天子饰以黄金,诸侯白金,大夫铜,士铁。三鼎形同,亨饪煮肉。"周有毛公鼎,夏商有九鼎之说。端木国瑚《周易指》曰:"鼎之象不在鼎而在伏象屯,屯下震为足,互坤,为腹。上坎为耳、为铉,凡鼎之象无一不备。"下阴为足,中三阳为腹,五阴为耳,下巽为足,二、三、四互乾象为腹,离为耳,皆鼎之象。鼎元吉,看六五爻,先是大吉后亨通,亨也指六五。

初六:鼎颠趾,利出否。得妾以其子,无咎。

妾的地位虽贱,而要因其子得贵,有何咎。初在鼎下为趾,但初六柔为鼎趾,不坚牢,因而颠倒,颠倒后将鼎内之否泻出。巽为臭腐曰否,否为恶污臭。初在下卑之地,兑为妾,四来初为得妾,震为子,是得妾兼得子,得利无灾患。覆兑伏震皆隐象,妾生之子终非嫡出。

九二:鼎有实,我仇有疾,不我能即,吉。

九二阳为实,鼎之实。怨偶为仇,二应四为敌应,四不得正,与二为仇,五乘阳势,逆不能即二,曰有疾,我为二被三四所隔,既不能即五,五因乘刚有疾,亦不能即二。然我与我仇,究为正应,始虽阻,终必合。终无忧,二五终合,终合则吉祥。爻辞言:鼎中装满了食物,我的仇人得了疾病,不能来吃我的食物,我可安坐而食,是吉安,是吉祥的事。

九三:鼎耳革,其行塞,雉膏不食,方雨,亏。悔,终吉。

鼎耳革,鼎耳脱落。塞,止也。膏,肉也。亏,毁也。爻辞言:用鼎煮雉肉,鼎耳脱落,不能贯铉移动鼎食,虽炖好野鸡肉也没法吃,正在下雨,雨水落入鼎中,美味亏毁则有悔,但雉肉改烹之后可食,最终吉祥。三至五互兑,兑为耳,故曰耳革。行为道行，鼎汤热沸不可举而移止。离为鸡、为雉鸡。兑为膏，上不应三，鸡膏不能食，因为亏而悔恨，阳终可得阴，结果吉利。

九四：鼎折足，覆公𫗧，其形渥，凶。

覆，倾覆。鼎三足，三公侯之象。𫗧，汤菜、稀粥皆谓之𫗧。渥，汁液濡地之貌，今语水汪汪之状。爻辞言：鼎足断，鼎身倒，公侯之𫗧倾覆于地，其形水汪汪的，则其有杀身之祸。因有灾祸，所以凶。足为初六，公看上九。震为足，三至五互兑，兑为折，半震为鼎折足。三公之位，巽为𫗧。三至五巽覆，即反覆之巽，为覆𫗧。形渥，郑玄本作"刑剭"。四不当位，有杀身之祸。凶，是巽𫗧之象。

六五：鼎黄耳金铉，利贞。

当事之爻，主卦之主。爻辞言：鼎耳和铉是错金工艺制作的，占问有利可得。金铉，《说文》："铉，举鼎也。"形如木棍的器具，铜错金工艺制的铉。九四、上九皆为铉。看九四，乾为金铉。兑为耳，离黄中，为黄耳。六五得中，下有应，二五相应，所以利贞，是有利益的占问。

上九：鼎玉铉。大吉，无不利。

上九阳乘阴为宜，乾为玉，象玉铉，上九阳刚以铉举鼎，动作自如，无有滞凝，所以大吉，没有什么不利的。爻辞言：举鼎用的铉上镶玉，很吉利、吉祥，没有不利。

附按：鼎卦离宫二世卦，消息内五月，外六月。

䷲震第五十一

【震】亨。震来虩虩，笑言哑哑，震惊百里，不丧匕鬯。

震，卦名。旁通巽卦，命卦乾卦。震象雷，八纯卦。《归藏经》作"釐"。黄宗炎曰："雷釐地而出以作声。"震为笑乐、为喜，而“鳌”与“僖”通。《史记》以鲁僖公为鲁鳌公，是其证。《说文》：“僖，乐也。”又震为生、为福，鳌也为福，所以《归藏》作“鳌”。震，祭祀时，一声巨雷响人们很恐惧，之后有笑和言语声，虽然巨雷震惊百里之外，但主祭人仍不失手中的勺子和酒器。震为振动，一阳伏于二阴之下，阳必上升。雷能震动百里，震为百，互艮为里。三、四、五爻互坎，坎为棘、为勺、为鬯、为酒。鬯，是祭祀用品，能降神，也是盛香酒的酒器。王弼《周易注》：“鬯，香酒，奉宗庙之盛也。”卦辞“鬯”作酒器解，毛公鼎铭和盂鼎铭皆有此字，其形象器。王肃注：“鬯，樽也。”樽即酒器。觞、鬯，音近而通。《春秋公羊传·隐公九年》：“大雨震电。”震为雷。《诗经·小雅·十月之交》：“烨烨震电。”震为长子，惊远恐惧仍能匕鬯不失，可为祭主。主器者莫若长子亦谓震。

初九：震来虩虩，后笑言哑哑，吉。

成卦之主，当事之爻。震来霹雳一声震天响，不失常态，吉祥。爻辞言：巨雷响，人们很恐惧，后又欢快地笑言哑哑，则吉。阳爻在下为后，后则乐，言外震为笑。乾元贞初曰吉。

六二：震来厉。亿丧贝，跻于九陵。勿逐七日得。

贝，上古以贝为货币。跻，登也。陵，岭也。亿，发语词，犹唯也。九陵，九重之岭。逐，追寻。六二虽中正，乘刚不免有厉危，在险中惊慌，丢失了货币，这时正登于九重山岭之上，不要去找寻，等七天可以得到。厉以初爻言，二与初曰厉。看九四，十万曰亿。二至四互艮，艮为山、为陵、为九重陵。逐为前往，勿前往，七日可复得。凡爻气之变由本爻开始变，自本爻阅七位，更至本位而气一周也。故言勿追七日可得。

六三：震苏苏，震行无眚。

苏苏，迟缓之貌。眚，灾也。雷声迟缓稀疏，则雷声不致震惊于人，所以无灾害。上互艮为止，下震以动制动，二震相逐，上震往而不返则有灾难。内震迟缓,所以无灾害。

九四:震遂泥。

雷声巨响,人惊恐坠落到泥中。遂,通“隧”,即坠。互坎有泥象。坎为陷,有坠象。九四于内体接近,又处阴位,所以陷于险泥之中而不能自拔。

六五:震往来,厉,意无丧有事。

意,料想,与亿通。亿有猜度之意。爻辞言:巨雷响声往来,其势危险,但意料中的事不会有所损失。往得敌,来乘阳,往来皆危险。自阳遇阳,阴遇阴为敌。乘刚则来厉。五得中位尊。六五阴爻为事,有事为祭祀之事。鬯之事,所以无丧。《左传·僖公九年》所谓“天子有事于文武”是也。有上互兑象,震为诸侯。此富有其积,敬事神以守土之义。

上六:震索索,视矍矍,征凶。震不于其躬于其邻,无咎。婚媾有言。

爻辞言:巨雷震响,内心索索,不安而又惊视。如若出征则有凶祸。巨雷虽没有震害其身,却震害了邻居,不出门则无灾殃。又筮遇此爻,姻戚将有谴责。上六处于震极,应当以邻居为鉴有所戒备,自畏不可再事征行,才能无咎。此爻自晋来。索索喻分离,上互坎为限,故言索索,晋时上卦为离象,离为目,矍矍为目张之态。出兵征伐有灾祸。上六以失所安,言震不于其躬,于其邻,下卦震为躬之象,转下震无咎。婚媾看九四爻,卦二至上为正、反震。卦三男俱备,无一女象。所以不能婚媾,若婚媾必然争讼。

附按:震卦震为雷八纯卦,消息春分。

䷳艮第五十二

【艮】艮其背,不获其身,行其庭,不见其人,无咎。

“艮”字当重，前“艮”字乃卦名，后“艮”字乃卦辞。艮，顾也，注视也。获当读为“护”。旁通兑卦，命卦乾卦。只照顾其背，不照顾其身体，入其庭院，未见其人。虽有苦难，但终归没有灾殃。《归藏经》作“狠”，狠，通“很”。《说文》：“艮，很也，很者不听从也。”郑玄曰：“艮之言很也。”艮与狠义同。《序卦传》曰：“艮者，止也。”反震为止，言正反之意。艮其静，艮止为背、为庭、为人，三至五互震，曰行其庭。静则不获身上手足之用；动则不见庭除应予之人。无动作、无交际，所以亦无咎。庭，上互震象，看九三爻又人象。坎灭离为不见。无咎，亦谓九三。艮明慎独为止。与外不相接，故不得见。能慎独乃能寡过而无灾。

初六：艮其趾，无咎，利永贞。

艮，顾也、止也。趾，足也。爻辞言：照顾其足没有灾患，有利于永远恪守正道。初本不正，以其不正而行止则无咎。时止则止，利永守正直之道。此爻自明夷来。初位称趾，居艮之初而能止。足不动没有灾害，所以无咎，利永贞。

六二：艮其腓，不拯其随，其心不快。

只照顾其小腿，没有拯救大腿存在的问题，不能抬腿走路，故内心不快。腓，小腿腿肚子。腓随股动。股，大腿。看六四爻为随，谓本爻之阴，四欲拯二阴，为上艮之止所制，言不拯救，心因而不快，为二阴心里不愉快。

九三：艮其限，列其夤，厉，薰心。

限，腰也。列，李鼎祚《周易集解》为“裂”。夤，夹脊肉。爻辞言：人照顾其腰而不顾脊背，结果肌肉裂开则有危险，因而忧心如焚。九三虽止而不与物交则危险，实乃薰心。三以阳居刚是无静止之操，故而薰心，是心中迷惛。心取坎象，二至四互坎。艮有火象，故曰薰。

六四：艮其身，无咎。

照顾其身腹，则没有灾殃。此爻自观来。身为下卦，反易成震，震为身，艮为止，身居而不动则没有灾患。身，战国楚竹书本作“躳”，即躬也。

六五：艮其辅，言有序，悔亡。

照顾其脸部，言语有次序，困危就可除去。卦气合，则言语有序，下卦艮知止，所以言有序。悔为阴居阳位，悔亡为变而得旁通。

上九：敦艮，吉。

当事之爻，成卦之主。上以刚居柔，得行上之宜，所为其道光明。此爻自升来。《荀子·强国》：“则常不胜夫敦比于小事者矣。”杨倞注：“敦，比精审躬亲之谓。”敦为精审之义。《诗经·邶风·北门》：“王事敦我。”《毛传》：“敦，厚也。”《左传·成公十六年》：“民生敦庞。”杜预注曰：“敦，厚也”。爻辞言：精审所照顾的方面则吉利。另解：谓人应多方面照顾，不致顾此失彼，顾前忘后，可无败事则吉利。

附按：艮为山八纯卦，消息外卦十月，内卦九月。

䷴渐第五十三

【渐】女归吉。利贞。

渐，卦名。旁通归妹卦，命卦坤卦。归，出嫁。贞，占问。渐，女子出嫁则吉利，占问则有利。《序卦传》：“物不可以终止，故受之以渐，渐者进也。”《周易正义》孔颖达疏曰：“渐者，不速之名也，凡物有变移，徐而不速，谓之渐也。”渐即不速而进，徐动而进。艮体在下得正，下为内体。巽体在上得正，上为外体。渐为循序渐进之义。过刚以序而进为渐，以鸿行有序且不乱交、不再偶，为利守女德之正。鸿雁食则呼众，愆愆之和鸣，喜水之鸟，贞节呼其德，顺时而动之鸟。阴承阳即妇从夫曰渐，上卦巽为风、为妇，下卦艮为贤、为夫，皆承上阳。

初六：鸿渐于干，小子厉，有言无咎。

鸿雁飞进水涧，小孩亦到水边，则有落水的危险，经人警告才没有灾殃。《说文》："鸿，鹄也。"水畔称"干"，孔颖达《毛诗正义》云："干，厓也、涧也。"初爻为干、为小子，因无比应，所以错兑，全卦旁通归妹，下卦错兑，所以厉为有言无咎。虽小子危厉，但没灾患，因在互坎险之下无比应。

六二：鸿渐于磐，饮食衎衎，吉。

卦主，山中有磐石，因而有岩石之安。《史记·孝武本纪》曰："鸿渐于般。"孟康注："般，水涯堆也。"衎衎，喜乐之貌。鸿雁飞到水涯岸，安然自得地饮食则吉利。《尔雅·释诂》："衎，乐也。"六二得中正，应九五之中正，所以喜乐又吉利。

九三：鸿渐于陆，夫征不复，妇孕不育，凶，利于寇。

九三下比二又过刚，不中正而凶。孕而不育以互体，三不中正去比四，有失遗之象，故凶。二阴之上，一阳为下，坚守艮止。应防备互坎之贼寇。鸿雁飞到陆地，丈夫出征不归家，妇女怀孕不能正常生养孩子，故有灾祸，利于贼寇侵略。

六四：鸿渐于木，或得其桷，无咎。

桷，椽檩也。鸿雁飞到树木上，或飞到椽木上，遇到捕鸟者，弃而不猎，无灾祸。此爻自否来，木为本爻，木生于陆上而高于陆，方檩为桷。下为互坎，上为互离，渐而上顺，所以没有危险。

九五：鸿渐于陵，妇三岁不孕，终莫之胜，吉。

主卦之主，当事之爻。陵，岭也。鸿雁飞到高岭上，妇女三年没有怀孕，始终没有被欺凌则吉祥。岭上艮之象，六二为妇，二与五正应。三岁，内三爻为三年。此爻旁通归妹，九五之夫与六二之妇正配。六四妾也，二间隔于四，欲合于五而不得进，为三岁不孕之象。

上九：鸿渐于陆，其羽可用为仪，吉。

陆当作“陂”，“陂”与“仪”为韵，“陆”“陂”字形近而误。陂，水池。仪，一种用羽毛编成的舞具。鸿雁飞到池塘，易于射获，可用其羽制为舞具，自人言之则吉利。对于鸿雁而言则不吉。渐于陂，是承三言之。下艮为羽仪。仪，饰也。为下卦艮象。巽，为高、为白，言上居高明之地。《春秋公羊传·隐公五年》：“初献六羽。”何注：“羽者，鸿羽也。”巽为风，风象舞。

附按：渐卦艮宫归魂卦，消息雨水正月。

䷵归妹第五十四

【归妹】征凶。无攸利。

归妹，卦名。旁通渐卦，命卦蒙卦。归妹，征伐则有祸灾，无所利益。兑为少女、为妹，震为归。妇人嫁为归妹。震巽是长女从长男曰恒。归妹是少女从长男。兑是小妹，兑之归，又是归魂卦曰归妹。兑月离日有归妹象。孔颖达《毛诗正义》：“妇人谓嫁曰归。”《左传·隐公元年》：“故仲子归于我。”李鼎祚《周易集解》引虞翻曰：“归，嫁也。”征谓泰三、四互易变归妹，失中仍失位，故凶。无攸利，谓节卦来之非正。归妹为帝乙之妹，位贵而当五，下与二为应得配，二称幽人为文王。易述之辞多载殷周时事。

初九：归妹以娣，跛能履，征吉。

出嫁的少女其妹妹陪嫁，跛足而能走动，犹足疾初愈，出征则吉利。妹妹为娣，初在兑下，曰娣。《春秋公羊传》曰：“诸侯一聘九女。”嫁者一娣一侄，媵者，皆有侄、娣。嫁者为嫡，嫡及两媵六侄娣共九女。媵，陪嫁者。兑折震，故跛。二升五则下成震，震为足，所以“跛能履”。征伐则吉利，即承二升五而吉祥。

九二：眇能视，利幽人之贞。

目疾愈而能视见，利于囚人出牢狱的占问。《吕氏春秋·骄恣》高诱注曰："幽，囚也。"幽人即囚人。此爻变节，二上承三，言眇能视。本爻利于不动的占问。

六三：归妹以须，反归以娣。

当事之爻，成卦之主。爻辞言：嫁少女以姐姐陪嫁，其娣反而回到父母的家中。妹妹有被休弃之意，姐陪嫁妹被休，皆非常理，位不正也。此爻自泰来，娣乃本爻象。须，长女之称。下取转视巽变而称反，卦言反归而逆来。

九四：归妹愆期，迟归有时。

嫁少女过了日期，则迟嫁是有日期可待的。此爻自涣来。期者，日月之象。下二、三、四互离，为日。上三、四、五互坎，为月。日月皆不得中，延期之象，为迟归。

六五：帝乙归妹，其君之袂不如其娣之袂良。月几望吉。

主卦之主，当事之爻，不以身贵以尊贵行中道，柔乘刚。月几望，以阴应阳，六五应九二时将圆满，到了时候应改革则妙。爻辞言：帝乙嫁少女于文王，以其娣陪嫁，其王后之貌不如其娣之貌美。其出嫁在月几望之时，结果吉祥。此爻变随兼变既济。帝乙谓九四，妹谓本爻，女君指妹。言随时五降二升是归妹之期。兑为袂。袂，袖也。兑为口、为袂袖。上卦震象，震又为几。月几望，坎为月、离为日，震东兑西，东西相望，既望为农历十六日。五得中有应，故吉。

上六：女承筐无实，士刲羊无血，无攸利。

成卦之主。卦终动极上穷，上爻也可按内外两体取象系辞。爻辞言：女子奉筐而筐中无实物，男子刺羊而羊不出血，无所利益。下兑为女，震为筐。女在下，筐在上，为女承筐，乃上爻不应三爻，故无实。震为虚亦无实。震为士，兑为羊、为毁折、为刲，乃三不应上，所以无血，坎为血，三体离，伏坎故无血。巽为利，巽伏，上下失应，所以没有什么利益可言。

附按：归妹兑宫归魂卦，消息外九月，内八月。

䷶丰第五十五

【丰】亨，王假之，勿忧，宜日中。

丰，卦名。旁通涣卦，命卦鼎卦。丰，举行祭祀，大王须亲至其处，有危险不用忧愁，吉人天相，享祭的时间宜在中午。凡卦取刚柔相应，丰卦取明动相资。以同德相为善、取同德相辅，不取阴阳相应。泰、晋、夬、家人、升皆曰勿忧，乃深切之意，非为勿忧。《说文》："丰，豆之丰满者也，从豆，象形。"丰有太平、丰满之意。假，至也。《周礼·春官·典瑞》注："晋侯使叚嘉平戎于王。"陆德明《经典释文》："叚本又作瑕，亦作假"。《彖传》曰："日中则昃，月盈则食。天地盈虚与时消息。"先天离东，后天震东，雷电至东曰丰。震为雷，离为电，雷鸣电闪之象。《周易》郑康成注云："丰之言腆，充满意也。"按：丰有太和充满之意，物有盛大状，必将至丰过盛则衰。

初九：遇其配主，虽旬无咎，往有尚。

一个月三旬，一旬十天。遇，逢也。震为主，遇见他的女主人，在十日内无灾患，前往则得赏。初爻与四爻同德，相遇相济，但不可过乎中，往就四有嘉赏，以初遇二阴故有赏。

六二：丰其蔀，日中见斗。往得疑疾，有孚，发若吉。

蔀，棚也。日光被遮盖，犹木架上盖席以蔽日，形容日食天色黑暗，到中午看见斗星，有所往而得多惊、多疑的疾病，要诚信待人，心地光明则吉利。离为日，日蔽云中，震为斗。李鼎祚《周易集解》引虞翻曰："斗，北星也。"《春秋运斗枢》曰："第一天枢、第二旋、第三玑、第四权、第五衡、第六开阳、第七摇光。第一至第四为魁，第五至第七为杓，合为斗，居阴播阳，故称北斗。”合魁与杓，故为北斗七星。斗指车盖的蔀斗，意喻天象之斗星，义取双关。二、三、四互巽，巽为疾、为疑，五不应，故往得疑疾。疑疾属精神类疾病。虽二承重阳，孚于三四。发若者，言其顺利，阴孚阳所以吉利。

九三：丰其沛，日中见沫。折其右肱，无咎。

爻辞言：日光被乌云覆盖，沛然下雨，正中午能看见小星，有人滑倒，折其肱臂，可治愈而无灾患。李鼎祚《周易集解》引虞翻曰：“沛，不明也。”又引《九家易》曰：“大暗谓之沛。”孟子曰：“天油然作云，沛然下雨。”上坎为云，下坎为雨，云下称为沛。

九四：丰其蔀，日中见斗。遇其夷主，吉。

九四比五，本身不当位，五亦不当。九四位不正不明，若遇当初的旧主则吉祥。位不当，幽而不明，吉行与阳刚相遇，下行求初，去下求刚为吉祥。爻辞言：日光为月亮所遮蔽发生日食，所以中午看见北斗七星，又遇到他的旧主人则吉祥。

六五：来章有庆誉，吉。

主卦之主，当事之爻。六五在丰时，有二来之美章。在丰大之时，以柔居尊位不自满盈，所以有庆、有誉。章借为彰，光明。爻辞言：日食过去之后，重见大光明，人们庆贺得赏得誉，是吉祥。六五呼四爻曰来；需卦上爻来内，有三人来；蹇卦五爻曰朋来。

上六：丰其屋，蔀其家，阒其户，阒其无人，三岁不觌，凶。

上为丰之极，故有丰其屋。蔀，搭席棚。阒与窥同，看也。阒，空静也。觌，见也。爻辞言：贵族之宅，既大其屋，又在院中搭起席棚，窥视他的门户，里面寂静无人，许多年也恢复不过来，全家遭祸逃亡在外，自然是凶事。震为岁，数三岁，不见其人而为凶。艮为屋、为家、为户。中四爻互大坎。艮为观、下视，曰窥其户。阒,孟喜作"窒",阒、窒、空义同可通用。

附按:丰坎宫五世卦,消息六月。

䷷旅第五十六

【旅】小亨。旅贞吉。

旅,卦名,旁通节卦,命卦比卦。旅,可小祭,旅客有所占问则吉祥。《尔雅·释诂》:"旅,众也。"《左传·庄公二十二年》:"羁旅之臣。"《周礼·地官·遗人》:"以待羁旅。"郑玄注:"羁旅,过行寄止者。"《周易正义》孔颖达疏:"旅者,客寄之名,羁旅之称,失其本居而寄他方,谓之为旅。"杜预注曰:"旅,客也。"指寄居在他方的旅客。鸟子鹊雏,常与母俱,愿慕群旅,不离其巢。旅卦二阴随二阳,一阴随一阳,阳前阴后,犹若伴侣。又旅者,众也。六五得尊位。小,看六五阴爻为小,上行得中则亨通。旅为四与丰卦言王对,上承六五言贞吉。卦名皆由卦象生,卦离火、艮亦火,火多为众火,伴侣也可称众,旅也有军队之意,军旅也为众。

初六:旅琐琐,斯其所,取灾。

旅,客人。琐琐引申为多疑。斯,离也。所,故居。爻辞言:旅客因多疑,离开了故居,结果招致灾难。艮为小,初六也小。在初六不当位失正,取有灾。在下宜静不宜动。初与四同德相遇、相济。因小小琐碎之事,不留意,致有灾祸。

六二:旅即次,怀其资,得童仆,贞。

六二中正,行得旅过至四互巽,得童仆。"贞"字后当有"吉"字,乃转写脱去,凡言中吉者,皆初不善也。艮为童仆,在外为舍,即次舍,以阴居二,承阳有实,称怀其资。旅客寄居在旅店,怀藏着货币钱财,买得年少奴隶,占问则吉利。

九三：旅焚其次，丧其童仆，贞厉。

此爻变蛊，郑司农云："庶子卫王宫，在内为次，在外为舍。"旅客的次舍被火烧了，年少奴隶乘机逃走，占问则有危险。次，看二爻，焚者九四，离为火、为焚，抛开艮体去联五为兑，为丧其童仆之象。九三是有危险的占问。

九四：旅于处，得其资斧。我心不快。

以九居阴则不快，若以六居四则内心愉快，互巽为资斧，旅人在他的客舍里找到了失去的钱币，钱财虽找到了，但心里还是不愉快。内体变坎，为得其资斧，下互巽象又为不快。

六五：射雉，一矢亡，终以誉命。

卦主，当事之爻。旅客射野鸡，一矢而中，野鸡带箭而飞去，终于保住了性命。离为野鸡，兑为折，射雉必用弓箭，坎为矢。二至五乃坎伏不见，坎数为一，故失一矢。艮为誉命，爵命也。巽为命，故曰终以誉命。言巽命在二，二虽不应五，然四必位升五，四升五，二应之，是誉命终及于五。

上九：鸟焚其巢。旅人先笑后号咷。丧牛于易，凶。

旅人为四爻，旅见上为笑，四就下为巽、为号咷。四与上皆变由离为坤，坤为牛。不觅为易、为凶，曰丧牛于易，凶。离中虚为鸟巢，巽风煽于火，焚其巢。三不应上，故后号咷。《左传·昭公五年》："纯离为牛。"艮为田、为易。易，田畔也。牛在艮外，丧牛于田畔。焚巢、丧牛所以曰凶。

附按：离宫一世卦，消息外四月，内三月。

䷸巽第五十七

【巽】小亨，利有攸往。利见大人。

巽，卦名。旁通震卦，命卦随卦。巽，小有亨通，利有所往，宜于见高官或大德之人。一阴在二阳之下，阴顺于阳，所以为巽。巽性柔而又入，兑用柔。一阴伏于二阳之下，其性能巽入也。巽柔在内柔也；兑柔在外柔也。兑阳之为亨，巽阴之为小亨，可举行小亨之祭。九三有上比六四之意。本卦是两巽相重相继之意，为君子上下皆顺，主顺意命令之政事，民心而顺从。六十四卦姤后以施命告四方，巽之主位在外体，故四有功。凡言无初者，皆为初阴。巽者柔顺之道，凡阳居阴位，为巽在床下，因有过于自卑，毫无振作多不利。俞琰言："既告戒之，又丁宁之，使人听信其说，然后见之行事，则民之从之也。"巽为命令、为顺、为风。初、四皆承阳，命令之出，务在必行，不执行就徒有虚文了。巽，篆文象二人跪在几案上，跪便有顺从之意。柔顺自谦固是好事，但是一直自卑、毫无振作、不主动，亦是不好。故要柔皆顺乎刚，要刚顺乎中正而志才能行之。

初六：进退利武人之贞。

成卦之主，当事之爻。柔而不决，在巽下乃柔弱，无果断之才，事业皆不能成就，故必须勇于作为、见义勇为方可。筮遇此爻，武人有所占问，或进或退皆有利。进退盖指行军而言，武人为军队的指挥者。王弼曰："成命齐邪，莫善武人。"《礼记·月令》："立秋之日……赏军帅、武人于朝。"进、退有巽体象，武人取阳治阴。武人取象与履卦言"武人为于大君"相同。

九二：巽在床下，用史巫纷若，吉，无咎。

巽，伏也。床，患者之所卧。周人室中无床，地上铺席，坐卧其上，只为患者设床。患者伏在床下，为鬼魅作祟，用史巫之术可愈，则吉祥无灾患。此爻主四、上相易成大过卦。四之二与初相比，言巽床下，有谦退之意。巫看四爻，二、三、四互兑，兑为巫，前巫后史。纷若也看四爻，纠结之貌。此国君专任武人，以弘济于国，但修内事。《尚书·洛诰》云"予冲子，夙夜毖祀"，似是指此也。九二得中,能尽其礼则无灾殃。

九三:频巽,吝。

此爻主自遁来兼变鼎。三爻称“频”,说在复三。吝,谓九五降四,见吝于阴。皱眉而顺从,不敢出外活动,就在眼前有艰难。吝,难也。频,皱眉也。互有坎象,坎为水,有险难。本爻虽艰难,但无灾难。

六四:悔亡。田获三品。

成卦之主,当事之爻。困危将消失,田猎之物可做三种用途。当位承阳,所以悔亡。三、四爻伏震为田猎,兑为羊,离牛、巽猪,打猎捕获此三品。离卦数三,凡阴遇重阳多吉。变坎得旁通。打猎得三供品,一供品祭祀,二供品宾客,三供品自庖,三供品为三阳爻。三、四、五互离象为三,三供品也可为巽鸡、离雉、兑羊。本爻困危将过去,没有什么不利之事。

九五:贞吉。悔亡。无不利。无初有终。先庚三日,后庚三日吉。

主卦之主,当事之爻。占问则吉祥,困危将消失,没有不利的事。虽无好的开始,但有好的结果。周人以天干甲、乙、丙、丁、戊、己、庚、辛、壬、癸十字记日。先庚三日即庚前丁日;后庚三日即庚后癸日,丁日和癸日乃吉祥之时。巽阴用事,巽旁通震兼变蛊,九五与蛊六五气合,故日取于庚。庚者蛊五所值之干,五爻为庚,先三为丁,后三为癸。丁起九二变而成泰,癸止九二变成既济,所以吉祥。震巽相反复,无初者言巽之初为震,震纳庚,一爻当一日,故先庚三日,今震究为巽,故无初有终,言巽之究仍为震,终即后也,故曰后庚三日。其终为震,故有终,震阳复,故吉。先庚三日,言巽之先,后庚三日,言巽之究,与蛊之先甲三日,后甲三日义同。蛊于日言甲,巽于日言庚,皆以爻气之所伏。

上九：巽在床下，丧其资斧，贞凶。

患者伏在床下，失去钱币，占问则凶。有盗贼入室行窃之象。巽为床，言我床下，床下为初在下，上九失其辅助。上卦覆为兑，兑为辅、为辅助。此爻自需来，需上卦坎有资斧象。二即下于初而上于五四两爻，皆敌应，不相与，丧其资斧之象。不变则贞凶，二阳柔懦，任用武人太过，威柄必失，后世人君用人不慎，假以兵权弗能节制，卒酿篡弑之祸，足以为前车之鉴。巽为风，言顺我者在下，上九失去辅助，故丧其钱财为凶。以阳居阴处于上极之地，是无果断之才者，以不变其守为凶祸。

附按：巽八纯卦，消息外八月，内七月。

☱兑第五十八

【兑】亨。利贞。

兑，卦名。旁通艮卦，命卦比卦，象泽。筮遇此卦，可举行享祭，乃有利之占问。兑，悦也。一阴见于二阳之上，阳得阴而悦。《序卦传》曰："兑者，说也。"《荀子·修身》："佞兑而不曲。"杨倞注："兑，悦也。"《说文》段注："说者，今之悦字。"《韵会》："悦，或作说，亦作兑。"故"兑""悦""说"三字古通用，有喜悦之意。大壮五之三而成兑，刚中为二五，刚中而柔外。二失位，动而应五，上承三者谓二动成阴，以应九五之阳，不动而承六三之阴。兑之六位不是抱体，三至上爻互大坎。坎有滋益之感，两兑相丽有互相滋益之处，有朋友讲习之象。同门为朋，同志为友，朋友教居讲习道义，极悦之感莫过此也。

初九：和兑，吉。

和，温和。和兑，对人即温和又和善而且喜悦，无厉言怒色，则他人乐于倾听自然吉祥。初与二并行为和，当位则吉。初与二本为敌，卦以兑悦为义，和以处之，就会吉利。此爻自讼来，无应无比，与阴无所为，干干净净，不偏于派别，对任何形色都以和为贵，是以吉兆。

九二：孚兑，吉，悔亡。

卦之次主。孚，诚信。诚信而喜悦的谈说，不为谎言、不欺骗人，则人从而信之，故吉而悔恨可脱去。九二以九居阴位当有悔，得中悔已不去比三，信守中道则悔可亡去。以刚明之质守中正、不阿谀，以诚信守中道，如此则吉，后悔之情自然离去。

六三：来兑，凶。

成卦之主，六居三位不正。在内称“来”，来就二阳为悦，行为不正则凶。三本多凶，又不当位，来而不正，结果有凶事。因六三阴爻为小人来，所以有凶祸。

九四：商兑未宁，介疾有喜。

商，商量。兑，即谈说之“说”。介，借为“疥”，癣疥也。爻辞言：与人商量，是事尚未宁定，又筮遇此爻癣疥将痊愈。四不当位，无应，前又遇阳，似不吉，有喜者下又履阴，阳乘阴乃吉利。三至五互巽，进退不果，故未宁。三至上互大坎，坎为疾，乃四爻独履阴，志可行是疾去，言助疾使愈曰有喜。

九五：孚于剥，有厉。

当事之爻，主卦之主。凡易中言厉者，皆兼内外而言。戒信上之剥阳谓正当之尊位，若孚上之柔悦，则消剥于阳必矣。对掠夺者讲诚信，则有危险。阳遇阴则通，然二、五皆孚于三、上，吉凶不同。兑为秋，万物成熟，二孚之而吉；若上六则为季秋、后秋，其辰在戌，在卦为剥，剥为烂也，阳气为阴气所剥尽，所以有危厉。

上六：引兑。

成卦之主，当事之爻。引导而喜悦。上六居兑悦之极，引兑、来兑皆小人，都是小人引来之事，不可去，去则凶。他人引我发言我就发言，顺其意有凶险。此爻主自无妄来。若引申而长之，则不知其可也。

附按：兑八纯卦，消息秋分。

䷺涣第五十九

【涣】亨，王假有庙。利涉大川。利贞。

涣：卦名。旁通丰卦，命卦姤卦。《归藏经》作“奂”，奂有文章貌，“涣”“奂”古相通，是涣有文义。涣为涣散，风行水上，为水纹美奂。《礼记·檀弓》：“美哉奂焉。”互震为王，艮为庙。假，至也。涣卦，亨通，大王至于宗庙，利于渡涉大河，利于占问。涣卦，阳刚无咎；阴自修吉，涣以利贞以达正，有涣散而离去之意。巽为白而风行水上，水纹白，文理烂然。言王有事于宗庙，震为丹在水可渡，利涉大川，皆中爻象。涣之时，风行水上为涣散之象。程子曰：“萃、涣皆立庙。”帝王宗庙因其精神之教而行此，以收摄人心，涣言众多。战国楚竹书《周易》“利贞”二字写作“利见大人”四字。

初六：用拯马，壮吉。

拯马，割去牡马之阳具，今谓骟马。筮遇此爻，骟马则马壮而吉。此爻自贲来，变中孚，马看第二爻，二三四互震，震为马，初乘之。承顺马，承阳爻，震健又壮，拯顺也吉。马壮则吉，变中孚得初阳之助。

九二：涣奔其机，悔亡。

当涣之时，以阳刚来居二，刚来二不穷。刚从外奔来，居二安静之中位，得就机之安，所以悔可脱去。机，音阶，为几，古通用。按：机即几，筵之条几，庙中放供品所用之具。艮为几，震为玄黄，贲其机，得中，二遇阴悔可亡。

六三：涣其躬，无悔。

涣，水冲洗也。以水冲洗其身之污垢，以喻清除德行之邪恶，如此可以没有悔恨。艮为躬。涣其躬，得阳应无悔、无灾难，得旁通而无悔。

六四：涣其群，元吉。涣有丘，匪夷所思。

柔得位，坎为众、为群。四体艮为光明，在坎之上涣起群众，承阳大吉。艮为丘、为陵，所以没有危险。今脱去坎险又复遇山险，是平常所料想不到的，所以匪夷所思。夷，平也。坎为思。

九五：涣其汗大号。涣王居，无咎。

当事之爻，主卦之主。涣，流也。号，哭也。流着汗又大哭，是抱病或遇祸事，乃凶象。涣王居谓大水冲洗王宫之污垢，以喻革除王宫之小人和弊端，没有灾患。或言号令如汗，汗出而不返者，军令如山倒。五为王，故宣号布令。艮为居，言大王离开王宫巡游，亦无过错。九五居中，大王宣号令于天下万民，光大得中。巽为号令。

上九：涣其血，去，逖出，无咎。

洪水给人民带来很大的伤害，忧患终于过去了。逖，远也。“逖”“惕”古字同。上九应三，三坎为忧惕。上爻距离坎险既远又不为互艮所止。与大畜上九同。涣其光明貌，言光明在上，忧患自免，无过错。三坎为血，二爻动变为观卦，坎象不见，血去逖远，离开故地，无灾患。

附按：涣卦离宫五世卦，消息六月。

䷻节第六十

【节】亨。苦节,不可贞。

节:卦名,旁通旅卦,命卦遁卦。节,节俭。筮遇此卦,可举行享祭,如果苦于节俭,则所占之事不可行。节卦先天坎在西,后天兑也在西方,合为一处,为泽上有水,节也。上古剖竹为符,合一取信,为节而有信,节之用在合节为环节。凡易数为六十、三十六、二十四、二十八皆在六十花甲内,亦及十二辰,亦凑到钟吕,五声十二律,积为六十。由此知天地之数以六十为节,自乾坤至此卦为节,数为六十。不可贞以不可固守、以不变言。按节卦有节俭和礼节二义。(一)《礼记·文王世子》曰:"头秩节。"郑注:"犹礼也。"《礼记·丧服四制》:"节者,礼也。"(二)《吕氏春秋·召类》:"其惟仁且节与。"高诱注:"节,俭也。"

初九:不出户庭,无咎。

筮遇此爻,不出门庭则没有过错。初爻在下,在节之时,若初应四,而四在互艮止体之中,不动。二爻阳为阻,不出门则无灾患,所以不出、不动为宜。

九二:不出门庭,凶。

不离家门就有灾祸。此爻在兑体而处中,三至五互艮为门庭,二承重阴,阳遇阴则通,通则利往,不出门就会失去时机,所以凶,占问有灾祸。本爻在兑中位不正,互震象为动,二比三,三在外互艮不出,不能变动,淤塞而不知通则凶。

六三:不节若,则嗟若,无咎。

嗟,叹也。人若不节俭则穷困,穷困而叹息就会悔改,则无灾患。兑为悦,兑以行俭,三互艮止,上无应,本节俭乃喜悦,向上连五,本当节而止节。三失位,故不节。震为笑,震反为艮则嗟叹。

六四：安节，亨。

六四位正，上承九五之正，故安亨。六四、上六两爻以阴处阴，皆不得中气之甘而象成为苦者。《尔雅·释诂》："安，定也。"安指上互艮象，艮为止，故安，守而不去之意。然上承九五，能以通亦称亨。

九五：甘节，吉。往有尚。

卦主，当事之爻。九五在坎中，本坤体，故曰"甘"。此爻处外居中正，当位而节，乘阴以通吉。《说文》："甘，美也。"甘为美甜，坎有美象，通而不塞，所以不害民，故吉利。尚，借为赏，取上互艮象。爻在外为往，泰否之大小往来可证。

上六：苦节，贞凶，悔亡。

苦为恶、为厌恶。坎为破故苦节。上六失中，节既苦而贞固，又守之则凶。乘九五之阳而凶，得位悔可亡去。在节时而上敞口任流，若长期节流为事则为苦节，水流而过止之故苦。上六穷极当变，守苦有凶，变则悔恨可脱去。泽潴水虚则纳之，满则泄之，为得平衡而无害，所谓刚柔分而得中皆有数度。苦恶节俭而奢侈，占问则有凶险，若能悔改便无困危。

附按：坎宫一世卦，消息七月。

䷼中孚第六十一

【中孚】中孚豚鱼，吉。利涉大川。利贞。

"中孚"二字当重，前二字"中孚"为卦名，后二字"中孚"乃卦辞。旁通小过卦，命卦大有卦。《归藏经》作"大明"，大明者，离日晋顺而丽乎大明是也。是以小过为坎，大明为离，取义与《周易》微异。巽豚为鱼，鱼象人知之，豚象即失传。豚鱼合居于中，故吉。中孚用豚鱼薄礼做祭品是吉祥的，利于渡涉大河，是可得利益的占问。巽为豚鱼。二、三、四互震，震为舟、为虚木，中孚象舟、象船中虚。泽上有风为中孚。郭璞《江赋》曰："江豚海豨。"长江中有白江豚，海中有海豚，亦象豚。沈怀远《南越志》曰："江豚似猪居水中，每于浪间跳跃，风辄起。"杨孚《临海水土记》曰："海豨，豕头，身长九尺。"《山海经》注曰："今海中有海豨，体如鱼，头似猪。"李道平《周易集解纂疏》曰："《尔雅翼·释鱼》：鲵，今之河豚。冬至日辄至，应中孚，十一月卦，信及豚鱼，河豚也。"《山海经》曰"鲱鲱之鱼"即河豚鱼也。据段成式、陈藏器、李时珍等说及有关文献记载，豚鱼生泽中，而性好风，向东则东风，向西则西风，舟人以之候风焉。当其什百为群，一孚一没，谓之拜风。拜风之时，见其背而不见其鼻，鼻出于水则风立至矣。豚鱼知风、喜风，豚鱼头露出水面一定来风。中孚，信也。中孚者诚积于中，中虚为信之本，中实为信之质。孚信能感豚，豚鱼信之至。人有信，心即有诚意，有诚意则明，明则通，通则无不感。诚信之感物，如风行泽上能感冥昧无知之豚鱼。

初九：虞吉。有它不燕。

虞，安也。燕，亦安也。筮遇此爻，安且吉，但有意外之患则不平安。初得位，故吉。初九有刚明之才，向上应四阴爻为有它。在表现信实之时，不盲目去做，要适度去从为吉。若有二念，处两难境地则不安。若上应四则失之诚、失之专。初阳不宜动，与节卦初爻同。有它谓不安，不顾二阻它往应四。三、四、五互艮，艮为安，下卦兑破艮，取不安为不燕。

九二：鸣鹤在阴，其子和之，我有好爵吾与尔靡之。

二、三、四互震，震为鹤、为老鹤。三至五为反震，如声回答，若相和然，曰其子和之，其子为覆震，震非震。老鹤在树荫下叫小鹤,小鹤应和着鸣叫,我有一杯美酒,愿与你共饮。震为酒、为嘉,曰好尊,正覆震相对。阴为伏而不见的幽隐处。老鹤在下卦,子为艮,三、四、五互艮,在上面的九五爻为子,九二爻为老鹤为震、为我。尔为九五,震为尊、为爵,靡为共取,二与五共饮。

六三:得敌,或鼓或罢,或泣或歌。

三、四爻皆阴,为得敌。三以阴居阳位,不正失位,而罢而泣;四以阴居阴,故得位,而鼓而歌。三不当位遇敌,震为歌反为泣,艮为止故曰罢。获得俘虏,俘虏有的击鼓,有的疲劳而休息,有的抽泣,有的唱歌。得敌者人皆不信任他们,其离去或顺从,自己无主张。言战争胜利者有所得亦有所失。

六四:月几望,马匹亡,无咎。

卦之次主。月几望,阴从阳。几,帛书《周易》写为"既"。农历十五日月圆满为望,农历每月的十六日至二十三日为既望。月既望,希望将圆满。在月既望之时,失去其马匹,大概马可复得,无灾患。兑为月,十五日望,月盈甲;十六日平明,巽象退辛,六四为巽主,震、坎为两匹马,震亦为奔走。既望自遁来,遁艮下动上曰体遁山中,震坎不见,体遁山中马匹看不见了、找不到了,还可能复得。四阴承五阳,故无咎。乾象月盈甲,孟、荀皆作"十六日既望"。《说文》:"望,月满也,与日相望。"王充《论衡·四讳》:"十五日,日月相望谓之望。"刘熙《释名·释天》:"望,月满之名也,月大十六日,小十五日,日在东,月在西,遥相望也。"易经的小畜、归妹、中孚爻辞中有三个"月几望",都是卦行中气而变化,则卦气均匀。易经取象各有处,小畜上九:既雨既处……月几望,君子贞凶。是阴疑阳。归妹六五:帝乙归妹……月几望,吉。是阴应阳。中孚六四:月几望,马匹亡,无咎。是阴从阳。

九五：有孚挛如，无咎。

主卦之主，当事之爻。挛如犹挛然，拘系相连之貌。爻辞言：出征后将俘虏士女牛羊等，拘系之挛然相连，没有过错。上互正艮下互反艮为震。上卦巽，下卦转巽，故为挛如相连之貌。五爻下乘重阴得类，三有孚，言孚与二阴挛然，言挛如为三四。九五得位中正，所以无过。

上九：翰音登于天，贞凶。

不诚之孚，巽为鸡、为翰。翰音，鸡之别名。长声鸣叫，音飞而实不至，失位故贞凶。鸡无高飞之羽，今飞上高空，必将跌落而死，占得此爻则有灾难。上九居阴位为虚声，以虚声登天不能久，若不改变其信守，即有凶祸。

附按：中孚艮宫游魂卦，消息十一月。

䷽小过第六十二

【小过】亨。利贞。可小事，不可大事。飞鸟遗之音，不宜上，宜下，大吉。

小过，卦名。旁通中孚卦，命卦屯卦。大、小过纯以卦义言，不以阴阳多少言。小过有过失之意，亦有以经过为说者，端木国瑚曰："艮震过坤之左右，故曰小过。"有以过越为说者，朱震谓："大过，阳过阴，大者过越也；小过，四阴二阳，小者过越也。"阴谓小，为卦四阴在外，二阳在内，阴多于阳，为小过。既过于阳可以亨通，然必利守贞正，则又不可以不戒。卦之二五，皆以阴柔而得中，所以可小事。三、四爻以刚失位而不中，所以不可大事。卦体内实外虚，如鸟之飞其声下而不上，所能致飞鸟遗音之应，则宜下而大吉祥，亦不可大事之类。小过亨通有利占问，可以做小事，不可做大事。犹如飞鸟留下好的声音，不利于向上飞而利于向下飞，使人听见则吉祥。此卦自萃来。震为鸟象，上取正震，下取转震即倒象，为二鸟飞象，取阴爻为翼象，取象与中孚鹤之言鸣作正对。不宜上与不可大事同，宜下与可小事同，此与卦气、卦时相符，所以大吉。上、下是言自身与他人的地位关系。

初六：飞鸟以凶。

初六不上求九四，那里有凶险。以凶者，自纳于凶。“以”字后当有“矢”字，转写脱去，《国语·鲁语》：“有隼集于陈侯之庭而死。楛矢贯之，石砮，其长尺有咫。”飞鸟以矢，喻行人带致命重伤，是凶事。艮为鸟，四虽有应，二得敌，应予阻格又失位，所以凶。此爻自明夷来。卦体象两飞鸟，在初为垂翼故言凶。

六二：过其祖，遇其妣。不及其君，遇其臣。无咎。

当事之爻，卦之次主。以柔得中，阳为祖，遇五之阴为妣。此爻自升卦来，取阴之过，以过看六五爻。摆渡过他的祖父，遇见了他的祖母；若在其君王之后而遇到君的臣子，则没有灾患。艮为祖，祖谓三，二承三，过其祖，互巽为妣、为二爻。二不应五，五震为君，因五不应，所以言不及其君。艮为臣，三为艮主爻，二承之，所以遇其臣，震君、艮臣象皆失传。

九三：弗过防之，从或戕之凶。

戕，杀也、伤也。爻辞言：当没有过失时宜预防，如放纵无防范，成其过失便伤害自身，就是凶祸。至四遇敌，故言弗过，艮为守、为坚，下有群阴乘之，利于防守曰防之。从或戕之者，言三若应上则四或害之。艮为刀剑，四艮反向下，故戕之。

九四：无咎。弗过遇之，往厉必戒，勿用永贞。

九四失位，以刚居柔，没有过错。四爻应在初，遇之，指遇三爻，三为四敌，故戒以弗过，然而遇之。往厉者，往应初而有危险。往应初则三戕之，故厉，厉则宜有所戒，不用贞定自守。无咎指上行，弗过指下行。筮遇此爻，没有灾患，没有过失之时宜应防止出行有危险，宜应戒备，不可用于占问长久的事情。

六五：密云不雨，自我西郊。公弋取彼在穴。

主卦之主，当事之爻。阴云密布不下雨，自西郊而来，某公射鸟而鸟逃入穴中，所以取鸟在穴中。坤为云，五、上重阴曰密云。兑为雨，风火在下故不雨。兑西震东，言密云起自西郊，云而东行。震为公、为射，曰公弋。弋者，用细绳系在矢上以射鸟。外卦伏巽，巽为绳。艮为矢、为穴、为狐。艮手为取，取穴之物。公乃不射鸟而以弋取彼在穴之艮狐，结果无所得，谓二五不应且本爻位不正。

上六：弗遇过之，飞鸟离之，凶，是谓灾眚。

离借为罗，为用网捕鸟。爻辞言：不在事先防止过失，就会发生过错，犹如鸟在飞行，张开罗网而捕鸟，结果凶险，是谓灾祸。弗遇言为五所阻格，应三困难，竟过之，是无心相值，不虞之祸。艮为鸟，上卦艮覆，鸟有向下坠象而正坠落到罗网里。遭此意外之祸，则凶。三爻互巽体，巽为疾病，所以有灾眚。言灾祸非由自己引起，是无妄之灾祸。

附按：小过兑宫游魂卦，消息立春，外卦正月，内卦十二月。

䷾既济第六十三

【既济】亨小，利贞。初吉，终乱。

既济，卦名。旁通未济卦，命卦坤卦。既济，《归藏经》作“岑霁”。上坎为雨，下离为日，雨过日出之象。济，成也。既济，事已成也。亨，通也。亨小，小事亨通。贞，占问。筮遇此卦，可举行亨祭，占问有小利，初始吉祥，结果有祸乱。既济为水在火上，天象似雨过天晴。《尔雅·释天》曰“济谓之霁”，疏霁为止。既济，终止也。即成一定。定，成也。既济卦，六爻皆有警戒之意。

此利贞以不骄盈、慎忽为而言。如物有结实，不顺天慎行，必无好结果。事成终止是为既济。若欲保共济则小人勿用。《序卦传》曰："有过物者必济，故受之以既济。"《周易正义》孔颖达疏："济者，济渡之名，既者，皆尽之称。万事皆济，故以既济为名。"意谓事已皆济，即事已成。李道平《周易集解纂疏》曰："既济者，已济也。其济在泰，致既济而尽，尽则二复于五，终止于泰，而反成否。"陆德明《经典释文》曰："郑云：既，已也、尽也。济，度也。"既有即之意。济也有止义。《庄子·齐物论》："厉风济则众窍为虚。"郭象注："济，止也。"既济即终止之义。天地交为泰，不交为否；水火交为既济，不交则为未济。以治乱之运推之，泰、否其两端也，既济、未济其交际也。既济当在泰之后而否之先；未济当在泰之先而否之后。泰犹夏也，否犹冬也，未济犹春也，既济犹秋也。故先天图乾坤居南北，是其两端也。离坎居东西，是其交际也。既济之义不如泰者，为其泰而将否也；未济之义优于否者，为其否而将泰也。是以既济卦辞曰："初吉，终乱。"即泰上六"城复于隍"之戒，未济卦辞曰："亨小狐汔济，濡其尾，无攸利。"即否九五"其亡其亡"之心。既济以六爻皆正，纲纪法度常定后，可定静知止足。以卦爻言之初始为本，终为末。以成卦言之，上为首在前，初为后、为尾。经文以龙始，以狐终。侯果曰："刚得正，柔得中。正有终极，济有息止。止则穷乱，其道穷也。"是殷亡周兴之卦，成汤应天之初乃吉，商纣毒病海内而终止。终则物乱而穷，物不可穷，穷则复始。否泰循环，自然之运。周承殷后，受其未济而兴起。小谓未济，既济六爻皆定，不可亨，变通于未济而后亨。亨则未济变成益、益变成恒则利，益再变成既济则贞。初为始，谓泰乾，乾知大始，坤五爻至乾二爻，得位处中为初吉。泰坤称乱，既济二、五易位成泰，泰反变成否，终为乱也。泰五爻之二爻，坤五爻之乾二爻，六爻得位，阴阳气通，故亨。各正性命，保合太和乃利贞，乾之《彖》也。乾变坤化，乾五之坤，坤二之乾，变成既济而定。坎为性，离为命。二、五成位于中，所以说各正。当游魂为变之时，各能还其本体，所以说保合太和，乃利贞。《杂卦传》曰："否、泰反其类也。"故曰泰反成否。六二阴爻，亨看六二爻，小利也看六二。初吉，谓卦自节来。四至二互坎，故终乱。既济为既治而于乱；未济为未治而于治。泰、否之相为循环转变如此。既济者言六爻尽当位而止其所也，止其所而不迁则道穷。济，陆德明《经典释文》释为"度"，扬雄《太玄经》释为"成"；唯，《彖传》释为"终止"。《易》为大道，以阳为主，阴阳绝不平等，易之宗旨阴得阳应必吉，阳得阴应则不是必吉且有似为凶者，如大过三爻，阳得阴应而凶；既济二、四阴皆有阳应，故小者亨。凡阳遇重阴必吉，一阴则否。既济三、五爻皆陷阴中，虽三阳皆得位有应，然所应者阴，固与柔爻不同也。此传之所以专以亨属小也。其在既济之初，上下得所，民物咸宜，所以初吉。大易之道以变通为贵，无或休息，止而终于是则易道穷乃变动，所以终乱。

初九：曳其轮，濡其尾，无咎。

曳，以手引之。轮疑借为"纶"，汉帛书《周易》作"纶"，证"轮、纶"通，为腰带之穗。濡，沾湿。尾，衣后之假尾。徒步渡水的人，用手拽着腰带的垂穗，但衣后尾被水打湿，没有过错。初爻主自渐卦来，上卦坎为车，六二阴爻与中爻为辅轮之象。四坎为轮、为曳、为濡。四居坎下曰曳、曰尾，所有象皆在应爻。曳、濡当有咎，得正则无咎。车为济险的工具。二至四互为坎、为水，车在水前亦既济之象。尾，下爻之位，尾近坎水，所以言濡，初与四应，四虽见曳，初爻安于下，不为所动能保其初者。既济之初而止，能止其进则不至于极，其义自无咎。初爻当方济之始，为曳、为其轮，控制在于自我。警告以濡其尾，照此去做可无咎。

六二：妇丧其茀，勿逐，七日得。

卦主，当事之爻。柔得中初吉。居下卦之中，得其正应，故比相孚。六二对九五为妇。《左传·昭公九年》曰:“火,水妃也。”故离为坎妇。茀,车蔽也。《诗经·卫风·硕人》曰:“翟茀以朝。”孔颖达疏:“妇人乘车不露见,车之前后设障以自隐蔽,谓之茀。按《周礼》有巾车职,巾所以为蔽,即茀也。坎为隐伏、为茀。乃坎在外,故丧其茀。离为光明,二爻承乘皆阳,无所隐蔽,如妇人丧其茀也。震为逐,半震为勿逐。七日得者,盖天运大化之数,至七则转变,卦气周而复始。震为复,数七,言至七日自然来复,二得中故得。王弼《周易注》曰:“茀,首饰也。”《诗经·鄘风·君子偕老》曰:“鬒髴如云。”虞翻曰:“离为妇,泰坤为丧,髴发,谓鬒发也。”“茀”“髴”古相通,髴,发也。乃头巾、头饰,也类似今妇人之假发。爻辞言:妇人丢失了假发头饰,不必去追寻,七天内可以失而复得。

九三:高宗伐鬼方,三年克之,小人勿用。

殷王高宗征伐鬼方国,经三年而战胜,小人则不可任用。九三以刚居刚,不安于定式。伐鬼方,圣贤之君则可以用事,若用小人就得不到好处,故不能任用。高宗乃商王武丁。坎为三年,九五为武丁,艮为宗庙,殷朝之王殁立庙为宗,变泰成既济。外震为伐、为克。鬼方看上九爻,外卦西南方为鬼方。武丁以前中道衰弱,小人看六二,不能用为勿用。李鼎祚《周易集解》引虞翻曰:“高宗,殷王武丁。”又引干宝曰:“高宗,殷中兴之君。”《周易正义》孔颖达疏:“高宗者,殷王武丁之号也。”高宗武丁是帝小乙之子,盘庚之侄。有商代卜辞记载:“己酉卜,丙贞鬼方易‘亡’‘下’,五月。”董作宾《殷墟文字·甲编》“三三四三”为武丁伐鬼方的记事。鬼方是西羌国名,《后汉书·西羌传》曰:“及殷室中衰,诸夷皆叛。至于武丁征西戎鬼方,三年乃克。”又曰:“及子季历遂伐西落鬼戎。”《周易集解》引虞翻曰:“鬼方,国名。”引干宝曰:“鬼方,北方国也。”《诗经·大雅·荡》曰:“文王曰咨,咨女殷商……内奰与于中国,覃及鬼方。”《竹书纪年》云:“武丁三十二年伐鬼方，次于荆，三十四年王师克鬼方，氐羌来宾。”王国维《猃狁考·鬼方昆夷》云：“鬼方之名，《易》《诗》作鬼，然古金文作魃……二字不同，皆为古文畏字……鬼方之名，当作畏方。”即后来的猃狁部落。据《竹书纪年》记载，从三十二年到三十四年恰好三十四年王师克，三十三年伐荆楚，大概是为打击鬼方和荆楚的联盟。《诗经·商颂·殷武》：“挞彼殷武，奋伐荆楚。冞入其阻，裒荆之旅。有截其所，汤孙之绪。维女荆楚，居国南乡。昔有成汤，自彼氐羌，莫敢不来享，莫敢不来王。”毛传：“殷武，殷王武丁也。”按《国语·郑语》《史记·楚世家》载，楚是颛顼曾孙陆终的后裔。陆终娶“鬼方”之妹“女陨”，生子六，楚祖“季连”是最小的一个儿子。可见楚与“鬼方”为姻旅，高宗伐荆楚，无疑同“鬼方”有联系。

六四：繻有衣袽，终日戒。

苏东坡曰：“衣袽所以备舟隙也，卦以济为事，故取于舟。”以阴居柔位，能有备而戒惧，故象如此。程子曰：“四在济卦而水体，故取舟为义。四近君之位，当其任者也，当既济之时，以防患虑变为急。繻当作“濡”，谓渗漏也。舟有罅漏则塞以衣袽，有衣袽以备濡漏。又终日戒惧不怠，虑患当如是也。不言吉，方免于患也。既济之时，免患则足矣，岂复有加也。”《说文》：“襦，短衣也，音须。”《汉书·终军传》：“关吏与军繻。”颜师古注引苏林云：“繻，帛边也。”扬雄《太玄经》迎次四云“裳有衣襦”，裳者礼服，襦通繻，短衣。短衣和帛边之说皆可。另解：繻为衣絮，坤为帛、为衣絮。六二得下卦体，繻衣之象。六四得坤中爻为袽、为敝衣，有时衣之敝而成袽，六四为袽。六二在下卦离体，当初吉之会。六四在上互离体，入终乱之始，故取象如此。终日为九三，咸时三在艮体，艮为戒也。

九五：东邻杀牛，不如西邻之禴祭实受其福。

焦循曰：“终日不戒而用小人也。益通恒，恒二未之五，上震为东方。益与之邻，故为东邻。益三互坤为牛，上之三杀之。恒二之五成咸，上兑为西，然后益上之三则为时行。”禴，当为“礿”，礿，犹约也。谓益上之三，恒二先之五则先祭后约，故为“礿祭”。受其福，谓未济二之五也，未济成否、成益，受福矣。益不待恒二之五而成既济，则仍为虚受也。”离先天位东，故曰东邻；坎先天位西，故曰西邻。离为牛，兑为毁折、为斧，故曰“东邻杀牛”。坎为饮食，故为祭，禴祭为薄祭，故曰“西邻之禴祭”。乾为福，杀牛而祭当受福者。以坎当五，得中正之时也。此爻主自丰卦而来。东邻看六二爻，西邻看九五。牛指六二，在下卦离中畜牛象。二连下互坎，坎为刑，故言杀牛。禴为九五在坎体，坎为禴，又与上互离，离为敬，故言“禴祭”。福为二爻阴得中又在离体，九五乘时得中，二与之为应，曰实受其福。殷商邑在东，东邻为纣；周邑在西，西邻为文王。杀牛，郊天之祭，殷发闻唯腥，故天不享。周祭虽薄，而明德以荐，则天享之而报以福，此谓文王初禴于毕时。《左传·成公十三年》：“国之大事，在祀与戎。”故九三爻言伐鬼方，九五爻言祭祀也。禴同“礿”，《尔雅·释天》：“夏祭曰礿。”《周礼·春官·大宗伯》曰“以禴夏享先王”，故禴乃夏祭。王弼《周易注》：“禴，祭之薄者也。居既济之时而处尊位，物皆济矣，将何为焉？其所务者祭祀而已。”《周易正义》孔颖达疏：“禴，殷春祭之名，祭之薄者也”。李鼎祚《周易集解》引虞翻曰：“禴，夏祭也。”萃卦六二：“孚乃利用禴”。《尔雅·释诂》：“禴，祭也。”陆德明《经典释文》：“殷春祭名……郑云：‘禴，夏祭名’。”《诗经·小雅·天保》：“禴祠烝尝。”毛传：“夏曰禴。”《周礼·夏官·大司马》：“献禽以享禴。”郑注：“禴，宗庙之夏祭也。”班固《白虎通义·宗庙》：“夏曰禴者，麦熟进之。”汉代人以禴为夏。《周易集解》引唐代崔觐曰：“禴，殷春祭之名。”《尚书·武成》：“厥四月，哉生明，王来自商。至于丰……丁未祀于周庙。”李鼎祚曰：“四月，殷之三月春也。则明西邻之禴祭，得其时而受祉福也。”《周易集解》曰：

"王制天子四时之祭,春曰礿。郑氏以为夏殷之礼,故曰禴,殷春祭之名。厥四月至祀于周庙,皆《书·武成》文,引之以明周四月,即殷三月春时也。言周克殷之岁,四月祀庙。"殷历法与周历法有差异,殷三月为周历四月,所以殷春祭为周之夏祭。《周易集解》引干宝曰:"九五坎,坎为豕,然则禴祭以豕而已,不奢盈于礼。"按:禴祭既可用麦、菜,亦可用禽,也可用小牲以祭。

上六:濡其首,厉。

厉,危也。既济终止则乱,居坎上具道穷至极,须要整治,否则不能长久。既济之穷,危至于濡首,渡水而沾湿其首,虽未溺死但也很危险。坎为首,阴乘阳,故濡其首。此爻主自随卦来,上爻之位称首。随之六三至四上体成坎,曰濡,终止故厉。居坎之上,下濡五阳,处高位而居极盛。泰极必否,必当复危。以卦爻言之,初为始、为本;上为终、为末。以成卦言之,上为首、为前;初为尾、为后。濡其尾有后顾之义;濡其首者,不虑前也。恃以为济,遂至陷没,没而至首,其危可知,历危可知,历险而不虞患,故曰乱者有其治者,既济"终乱",其义可见。

附按:既济卦坎宫三世卦,消息十月。

䷿未济第六十四

【未济】亨,小狐汔济,濡其尾,无攸利。

未济,卦名。旁通既济卦,命卦谦卦。卦辞言:筮遇此卦,可举行享祭。小狐遇水直渡,水深沾湿其尾将溺死,没有所谓利益可言。喻庸人无能而蛮干以招横祸。未济,事未成也。要顺从自己思想的转化,以不轻举妄动为亨。济为渡水,濡为沾湿。尾有后顾之意,柔得五故亨。艮为小狐,卦伏有三艮形,三狐曰小狐,是以艮为狐。汔同"汽",《说文》:"汽,水涸也。"干宝云:"小狐力弱,汔乃可济,水既未涸而乃济之,故尾濡而无所利也。"艮也为尾，濡尾所以无攸利。济为坎水，尚秉和《周易尚氏学》曰："坎亦为狐……艮为小为尾，故知取艮象。"邵子曰："乾生于子，坤生于午，坎终于寅，离终于申，以应天之时也。"邵子又曰："复而至乾，一阳进于六阳。姤而至坤，一阴进于六阴。"人受天地之中以生，天地万物理尽其中。坎离交而为既济。《序卦传》曰："物不可穷也，故受之以未济终焉。"李鼎祚《周易集解》引崔觐曰："夫易之为道，'穷则变，变则通'，而以未济终者，亦物不可穷也。"程子曰："既济矣，物之穷也，物穷而不变，则无不已之理。易者变易而不穷也，故既济之后，受之以未济而终焉。未济则未穷也。"宜做之事不可尽，此一事既成，彼一事还没完成。《尔雅·释言》："济，成也。"未济，谓没有渡过河去，或未完成渡河。水火不交、不相济为未济。火在水上，不当之象，当以谨慎处理事务。

初六：濡其尾，吝。

小狐汔济不能过中，初爻不动，二爻与五爻互易而成否，否所以吝。吝，难也。初六如变动可得正，要去比二能守本体，与四应可借九四之力以救济。爻辞言：有人渡水，衣服后边被水打湿，有艰难。此爻自蛊而来，蛊六四与九三易位化坎。初在坎体，在下为尾，故言濡其尾。初六失位，所以有艰难。唯变所适，变动后吝可脱去。

九二：曳其轮，贞吉。

九二承初之言成否，伏泰乃变成既济，所以占问则吉祥。此爻自旅来，九三降二变成坎。二当中爻有车象，所以言曳其轮。贞谓旁通既济，车以济险。轮，帛书《周易》写为"纶"，应借为"纶"，乃腰带穗，为衣饰。爻辞言：渡水的人，因水不深，用手曳腰带上的垂穗，以免沾湿。保护贵重物品避免损失是正道，居中正则为吉祥。战国楚竹书《周易》写作"杲兀轮，贞吉，利涉大川"。本爻有平安涉渡之象，故当言利涉大川，正符合战国楚竹书周易之爻辞。

六三：未济，征凶，利涉大川。

三居下卦之终，过则近于济，故特以卦名表明。因位不当且柔弱无能，求济则凶。六三居此位上可以出险，但阴柔，非能济者，明言未济，所以征伐他国则凶。位不当、失位，又在两坎之中，故言“未济，征凶”。此爻自恒来，谓恒三之上，失位而穷。利涉大川之“利涉”前应加“不”字，当为转写脱去。坎为大川，渡涉河流及有所举动亦无所利益。旅变未济，阳复又得中位，为变之正言。今本《周易》此爻语句前后矛盾，先言未济后言利涉，故此“利涉大川”句当依战国楚竹书《周易》在九二爻辞内，今本《周易》可能是转写时将爻辞位置抄错的结果。

九四：贞吉，悔亡。震用伐鬼方，三年，有赏于大国。

此爻自损来，乃损初与四易位。损综卦为益，益旁通恒则贞吉，悔亡。恒上震，恒二变五成咸，咸则用震，震出兵征伐鬼方，三年而胜，受到殷王的赏赐。震为人名，是周君或周臣。鬼方，西羌国名。遇此爻占问之事则吉利，其悔可脱而亡去。大国谓殷国，上卦称大，阴爻为财币，坎为施，言赏征伐鬼方三年战胜之功。鬼方看初九，损时初九在兑为鬼，故言“鬼方”，外卦三爻为三年。用震而后“伐鬼方”。伐鬼方有功，则“有赏于大国”，国谓益三互坤，恒二、五为大。

六五：贞吉，无悔。君子之光有孚，吉。

主卦之主，当事之爻。适合未济之时义，柔得中，守到光盛之时，济则必能成功。占问则吉利，困危已过去，君子主明德彰于外，有所俘获则吉祥。以贞吉谓既济，孚于未济则既济之贞为吉，未济成否，未成益则否上之三，无容改悔。光即有孚光，若二不变五，虽然有孚也不吉，悔二先变五为君子之光。此爻自涣来，贞吉因得中。无悔谓涣六四至五，虽失位亦无悔。君子为本爻，阴之吉也称美。光指六五爻、六三爻，此取上卦离，互下离日为义，五为光之本体，三则光之发耀而自他。有孚为九二，五与二为正应。三已与二相比而为下卦同体，是以皆见孚于二故言吉。

上九：有孚于饮酒，无咎。濡其首，有孚失是。

在未济之时，有信心而能济渡，饮酒自慰则无咎，但沉溺不知节制，失能济之机则有濡首之失。饮酒不知节制，至于濡首之灾。有孚于饮酒，谓下卦九二在坎体，坎为酒。此爻主自归妹来。濡其首，本爻之象，上爻首之位，近上互坎体故言濡。下有孚，谓五不下与二孚，乃与上六为孚，为失其孚之正。是者，禔之省文，禔为福也，与既济之受福为配文，看六五爻，阴在离体。失，取归妹上卦转艮象而得中。与上则乱其中正之德，故言失禔。既济九五当文王，此卦九二与之反易则亦文王象。文王受命郊天，而称"元祀"。六五爻象取君子，即元祀皆来助祭之诸侯。光者，荷燕饮之赐而有宠光也。本卦之六五寓殷，于上爻兼发之，或应殷纣酗酒。两卦之正气，则专主于周，所以成为一代之易。焦循曰："凡卦皆有两筮，故孚亦有二。初筮有孚，饮酒固无咎矣，再筮濡首则仍失趋时之道。"爻辞意：获得俘虏，饮酒庆功，没有灾殃。但饮酒醉后泼酒淋漓，把头打湿，是失其正。《周易》的卦序从屯卦至比卦先写水在前，既济是水在上，火在下，水降火升，阴阳交，所以生生不息。人体通过修炼养生功法达到水火既济的境界就能长寿。最后写未济卦是火在上，水在下，阴阳不交，所以事未成也。一部大易自上古卜筮起至商末周初经历数千年的演变而成，是为大道而道冠九州，成为先哲之书也。

附按：未济卦离宫三世卦，消息外十一月，内十月，大雪起九四爻。

下　篇

易医卦脉论

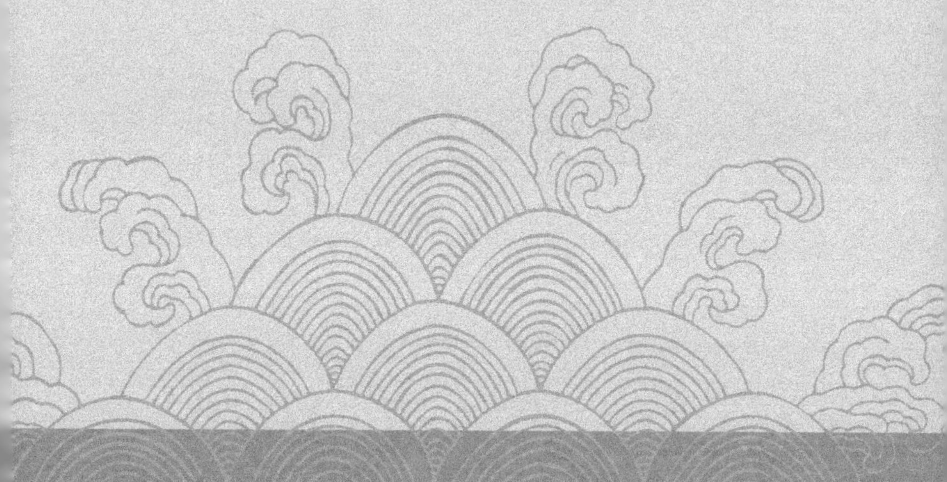

卦脉总论

中国历代名医大多很重视对易学的研究。张仲景曰:“冬至之后一阳气升,一阴气降也,夏至之后一阳气下,一阴气上也。斯则冬夏二至,阴阳合也,春秋二分,阴阳离也。阴阳交易,人变病焉。”孙思邈曰:“不知易,不足以言太医。”张景岳曰:“易者,易也,具阴阳动静之妙;医者,意也,合阴阳消长之机……天地之易外易也,身心之易内易也。医之为道,身心之易也,医而不易,其何以行之哉?”《黄帝内经》曰:“阴阳者,天地之道也,万物之纲纪,变化之父母,生杀之本始,神明之府也。”《易经》《黄帝内经》两者关系密切,互为体用,同出一辙。

切脉是中医学四诊中的重要组成部分。根据《景岳全书》所阐述的观点,人之一身,配以卦象,乾为首居上,坎为肾居下,离为心在上,艮坤为土、为脾胃、为腹,后则兑为肺最高,震为肝胆居中。《难经·十八难》曰:“上部法天,主胸以上至头之有疾也。中部法人,主膈下至脐之有疾也。下部法地,主脐下至足之有疾也。”《医门法律》曰:“是以君火居上,为日之明,以昭天道,故于人也属心……相火居下,为原泉之温,以生养万物。”《脉赋》曰:“欲测疾兮死生,须详脉兮有灵,左辨心肝之理,右察脾肺之情,此为寸关所主……肾即两尺分并。"《中西医汇通医书》曰:"命门坎中一阳,行于三焦,只是阳气不名为火,惟上通于胆,论命门为泽火革卦。"笔者综上述理论及《黄帝内经》《难经》诸书有关脉学的部分,运用《易经》阴阳、卦象的理论,反复推敲,融会贯通,将六部脉与六爻相关联,推演出六十四卦脉象及其理论。经过三十年的应用与实践,并与朴素的辩证法思想相结合,取得了良好的医疗效果,积累了大量的医案资料,从中找出了规律。笔者继承辨证施治的优良传统,理论与实践相结合写作此书,对六十四个卦脉分别从脉象、卦象、病例、诊治方剂、针灸穴位等方面进行了论述。

列宁曾在《评经济浪漫主义》一文中指出:"判断历史的功绩,不是根据历史活动家没有提供现代所要求的东西,而是根据他们比他们前辈提供了新的东西。"[①]所以,中医的发展之路在于不断创新,而创新应该是植根于中医传统理论和国学深厚沃土的新生,是青出于蓝而胜于蓝的新生。

---

① 《列宁全集》第2卷,人民出版社1984年版,第154页。

卦脉分论

一、传统脉诊法

切脉的位置以寸口为准。寸口位于腕后高骨处，分为寸、关、尺三部。掌后高骨，是谓关上。关前为寸，关后为尺。两手各分三部，共有六部脉。右手寸部为肺脉及大肠脉；右手关部为脾脉及胃脉；右手尺部为命门脉及三焦脉。左手寸部为心（包括脑）脉及小肠脉；左手关部为肝脉及胆脉；左手尺部为肾脉及膀胱脉。

诊脉时患者应平息安静。诊者呼吸之间，脉行四五至，太过、不及，皆为病脉。正常脉象为三部有脉，一息四至，不浮不沉，不大不小，来去从容，柔和有力。诊脉者须将食指、中指、无名指的指甲剪短，用指尖按之，可感触脉象中的细微情况。

脉象分类有七表脉、八里脉、九道脉之说。为便于记忆繁多的脉象，根据脉位之象分浮、沉，脉数之象分迟、数，脉形之象分滑、涩，脉势之象分虚、实。

1. 浮类脉（浮、洪、濡、散、芤、革）

浮脉：轻取即得，如水浮木。浮而有力主表证；浮大无力主

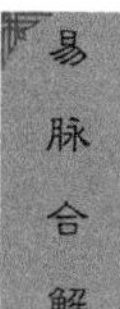

风虚。

洪脉:状若洪水,来盛去衰,滔滔满指。实为阳热亢盛、发热;虚为孤阳独亢。

濡脉:浮而细软,搏动无力,如帛在水,轻手乍来,重手却去。主血虚、伤湿、阳虚。

散脉:乱散无根,至数不齐。主元气离散、肾气衰败、心气损伤、气血俱虚。

芤脉:浮大中空,两边实,如按葱管。主失血、伤阴失精。

革脉:浮而搏指,如按鼓皮。主精血内虚、表寒。

2.沉类脉(沉、伏、牢、弱)

沉脉:轻取不应,重按乃得,如石沉水。有力为实,亦见于正常人;无力者为里虚。

伏脉:重按着骨乃得,脉行筋下。主邪深、气血闭塞、厥证、阳衰。

牢脉:实大微弦长,沉伏有力,坚牢不移。主阴寒凝结、寒痛、内实坚积。

弱脉:举手无,按之得,极软沉细。主气虚、阳衰、气血衰弱;高龄老人见之无病。

3.数类脉(数、疾、促、动)

数脉:一呼吸间五至或六至,应指甚速。有力主热证;无力主虚证。(数,音朔,意快。)

疾脉:一息七至或八至,脉来急疾。主阳极阴竭、元阳将脱、热甚气脱、产妇临盆。

促脉:脉数时而一止,止无定数。主实邪阻滞、积聚热攻、阳盛火亢、阴不能和。

动脉:数而跳突,或厥厥动摇,其形如豆,无头尾。主惊悸、崩漏、痛证、亡精气虚。

4. 迟类脉(迟、缓、结)

迟脉:一息三至,来去极迟。主寒证、黄疸、虚症。有力为热入血室;浮迟为表寒;沉迟为里寒。

缓脉:一息四至,来去自匀、和缓。主湿、风、脾胃虚弱,或无病。

结脉:往来缓慢,时一止复来。主阴盛及虚劳久病、气郁痰滞、气血衰弱。

5. 滑类脉(滑)

滑脉:往来流利、旋转,指下圆滑如珠。主痰饮、宿食、实热、血盛以及妇女怀孕欲吐。

6. 涩类脉(涩)

涩脉:迟细而短,往来艰涩。涩而无力主虚证;涩而有力主实证、气滞少血;涩兼滑为痰;涩兼数为热。

7. 实类脉(实、弦、长、紧)

实脉:有力强劲,体长形大。主实证、热证、火邪盛、积聚;正常人亦可见此脉。

弦脉:端直以长,如按琴弦,如张弓弦,按之不移。主肝胆病、痰饮、诸痛、疟疾;正常人春季可见生理性弦脉。

长脉:首尾端长,如循长竿。主肝阳有余、阳盛内热、气逆;正常人亦可见此脉。

紧脉:紧张有力,如绞转索,如切紧绳。主寒证、痛证、宿食。

8. 虚类脉(虚、微、细、代、短)

虚脉:迟大而软,举之无力,按之空虚。主虚证、伤暑、正气不足。虚浮为血虚,虚沉为气虚,虚数为阴虚,虚迟为阳虚。

微脉:极细极软,似有若无,按之若欲绝。主阴阳气血亏虚、元阳亏损。

细脉:如丝线应指,不绝于指,软窄波小。主虚劳诸损、精枯形瘦、湿盛。

代脉：动而中止，不能自还，良久复动，止有常数。主脏气衰微、风证、痛证、气血虚损，孕妇偶见此脉。

短脉：首尾俱短，不及本部，如龟之缩。主气病，有力为气寒，无力为气虚。

9.六部脉诊法

六部脉诊法主要说明六脉正常无病的脉象和主要病症的脉象，现分述如下：

(1)心脉：脉象浮大是正常无病。浮而力盛是心经热，主舌破、小便疼痛；数、弦、紧主风寒、风热感冒，头疼；沉、细、弱主惊悸、怔忡；结、代主冠心病；洪大主上焦蓄热。

(2)肝脉：脉象稍弦、长是正常无病。浮大主风证；紧、洪主疟、痢；微、涩主血虚、阴虚；数为怒气所致；缓主瘦弱；实主火；病理性弦脉主肝胆病。

(3)肾脉：脉象沉是正常。洪大主阴火；男士微主下元不足而虚弱；女士滑为怀孕；弦、紧主虚；芤主便血；微主腰胁痛；洪而无力主五心烦热；数主房事过度、阳痿。

(4)肺脉：脉象浮、涩而短是正常无病。洪大主咳嗽；弦、紧主咽干肿痛；数主发热、肺热；浮而有力主外感于风；滑主痰生；沉主生痈。

(5)脾脉：脉象迟、缓是正常。滑、数主伤食；洪大主胃火盛；弦、紧主疟疾；虚、浮主腹胀、泄泻；数主热、嗳气、泛酸；沉、细、微主肢体水肿。

(6)命门脉：脉象沉、细属正常。浮、洪主阴虚盗汗、遗精、呕血；滑、数主耳聋、眼花；迟、缓主下元寒虚；女士浮、洪是已怀孕。

二、卦脉诊法

五行生克的理论虽稍晚于八卦学说，但也是源远流长。五行相生：金生水、水生木、木生火、火生土、土生金，周而复始。五脏按五行的属性：心属火，肝属木，肾属水，肺属金，脾属土。

右尺部为命门，乃受命之根，五行属火，是相火，又为源泉之温，以生万物。其生右关脾胃之土，万物从土出，土生右寸肺金，金生左尺肾水，水生左关肝木，木生左寸心火，是君火。君火与相火互通，左寸转右尺，周而复始。

切脉时先诊患者右三部脉，后诊左三部脉，并据脉象画出卦象。初爻为命门，三爻为脾，五爻为肺；二爻为肾，四爻为肝，上爻为心。右手尺、关、寸三脉与左手尺、关、寸三脉交叉组合成六爻而成一卦。六部脉对应六爻，基本符合人体脏器的位置结构：右、左两肾在下部（初、二爻），脾胃、肝胆居中（三、四爻），肺、心（包括脑）在上部（五、上爻），六部脉组成一卦六爻之卦象，即卦脉。

脉象轻手即得且有力者，诊为阳爻，如浮类脉、滑类脉、实类脉；重按方得脉象或跳动无力者，诊为阴爻，如沉类脉、虚类脉；如果一部脉轻手即得，重按后不应手或觉无力者，诊为阳爻变阴爻，即变爻，以阳爻为本卦卦爻，以阴爻为之卦卦爻；如果一部脉轻手不得，重按方得且跳动有神采者，诊为阴爻变阳爻，以阴爻为本卦卦爻，以阳爻为之卦卦爻。六部脉诊得皆阳爻脉象，为乾卦脉；六脉皆轻手即得而重按皆无力、不应手，则得本卦乾、之卦坤，即六爻俱变。切得遁卦（䷠）脉，为无病正常脉，但心脉为濡脉，虽浮而重按无力，则得之卦为咸卦（䷞），说明患者有心脏病的可能性，此是一爻变而得之卦。按卦意，咸有感意，与心、脑有关。总之，无变爻则诊得一个卦脉；有变爻则诊得两个卦脉，即本卦与之卦，本卦可能有一个爻变或至六个爻俱变而得之卦。

一个卦脉体现了人体五脏的全面脉象情况，使脉象形象化、具体化，可以全面了解被诊者当时的五脏之象。正常人一般情况下，各脉的脉数同等，女人尺部脉较男人稍胜一点儿，肥胖者偏沉，瘦人脉偏浮，相反则疑为病。判断六部脉的阴阳爻情况时，根据每位患者六脉各自情况而定。健康者的卦脉按六部脉无病的脉象确定，男女有别。男士卦脉有：艮（静止意）、遁（走）、晋（光明）；女士卦脉有：艮、遁、晋、鼎（新）、睽（见外）、噬嗑（食）。从卦意中可以看出与疾病是否有关联。如患者出现上列无病卦脉时，病症皆非重症、急症。普通病症初诊时卦脉为病脉，复诊时卦脉为恢复期脉，康复后卦脉为正常人脉。诊得卦脉后，根据脉象与卦意分析病情，在治疗主症之余，以全面调理五脏功能为原则用药，达到治病重在治本的目的。诊得有变爻的卦脉时，变卦脉象说明病情发展的趋势。若脉象与当时症状不一致，即症状尚未显现出来，说明患者有得病的隐患，从而发现其未病之症，在用药时依脉择药，于治主症之余兼治未病，通过药物调理起到防患于未然的作用。四季循环的阴阳消长周期为一年，阴阳转变之期即半年，故变卦所示未病的应期为 5～6 个月，依此在病前用药调理，达到治未病的目的。

在治疗慢性病时，为患者建立卦脉档案，记录每次就诊时的卦象、卦名，观察卦象的变化从而得到患者通过治疗脏腑调理变化的状况；分析病情，根据康复过程中患者卦脉的卦意指导用药；治愈后卦脉皆归于常脉。通过卦脉档案可以形象地分析六脉变化与疾病的关系,总结出卦脉变化的规律。

脉象按阴、阳爻划分为四类情况:

(1)阳爻脉:浮、洪、革、疾、动、滑、实、弦、长、紧、迟而浮、涩而有力、数而有力。

(2)阳爻可以变阴爻脉:濡、散、芤、促。

(3)阴爻脉:伏、弱、结、虚、微、细、代、短、沉而无力、涩而无力、数而无力、迟而沉。

(4)阴爻可以变阳爻脉:牢、缓、沉而有力。

三、中医相关理论

虚证指人的正气虚弱,虚为阴。人以气为本,阳主气,气治则神全,气乱则神耗;用阳性药物,以纳气为补,化气为通;血随气行,气治也有益阴血,养血方能补虚。

实证指邪气旺盛,实为阳。邪在上焦则气拥,在中焦则腹胀,在下焦则出血便秘。应表里兼泻,通利三焦。邪在卫分当散表,邪入气分当清热,邪入营分当凉血,邪入血分必滋阴潜阳。

人之生病,因阴阳失调造成偏盛偏衰。如阳盛耗阴,则为热,可转化为阴虚阳亢而为虚热;阴胜伤阳则为寒,可转化为阳虚阴盛而为虚寒。人体之表为阳,实为阳,热为阳;里为阴,虚为阴。治病首在辨明阴阳。用药重在调理气血。《黄帝内经》认为,气为血帅,气行则血行,气滞则血滞。血分病当用血分药治疗,同时注意理气和血,行气逐瘀,使气分先通,血行顺畅。病在气分者,治气为先,又须治血为辅。

人身根本有两处,一是先天之本,一是后天之本,前者在肾,后者在脾。李念莪云:"血为阴,虽肝藏之,实肾经真水之属也,水者先天之本也。气属阳,虽肺主之,实脾土饮食所化也,土者后天之本也。”天地造化万物的根本问题，主要在于水火阴阳的相互升降。火下降、水上升，是为相交，协调互济，称为既济，能生物；火上升、水下降，是为不交，互不能协调相济，称为未济，则死物。

心火下降，肾水上蒸，即肾心二脏一阴一阳，一升一降，互相生化，运动不息，才能使人体气血生成不息，继而归纳于土，以完成先、后天之相互功能。后天之本在脾，是说后天滋生，仍不离肾命。后天之血来自水谷精华，心生血、肝藏血、脾统血，三者关系密切。胃司受纳腐熟水谷，属阳主降；脾司运化统摄血液，属阴主升，皆为后天之本。脾运上下之机，主宰人体先、后天之气血循环，是后天维系元气虚实的关键，是元气之本。后天之固重在饮食有节，七情舒畅，起居定时，调于四时，使元气充沛。

四、针灸治疗偏瘫的独创穴位

患中风及脑梗后遗症者，自半身不遂发病起的半年之内是治疗和康复的黄金时期，除药物治疗外，针灸治疗是疗效良好的方法。左半身偏瘫，身体左侧不能自主活动者，针灸穴位以右半身主治诸穴为主，左半身主治穴位为辅；身体右侧瘫痪，针灸穴位以左半身主治诸穴为主，右半身主治穴位为辅。治疗偏瘫的针刺穴位名在卦脉医案中比卦脉、咸卦脉、姤卦脉的处方后进行了叙述，其中天根穴、月窟穴是笔者根据易医学理论与针灸实践经验相结合独创并命名的穴位，是提高偏瘫治愈率的必取穴位。

天根穴：从膝关节外侧向上二寸是本穴。有些下肢无法活动、不能走路的患者，针灸此穴及治疗偏瘫的诸穴一个月即可恢复行走功能。

月窟穴：此穴在尺骨与桡骨之间，支正穴与小海穴的中间部位。有些患者上肢不能动、手不能拿东西，针灸此穴及治疗偏瘫的诸穴两个月后，上肢功能基本恢复。

五、六十四卦脉及毕林德医案

1. 乾卦脉

☰乾　乾卦第一　乾为天　乾上乾下

乾卦，天道刚健之象。乾卦脉象：左手寸、关、尺脉浮大数；右手寸、关、尺脉浮数大。轻手按脉即得，如按榆荚。外感发热或偶尔有重症高血压患者出现此脉；儿童及成人饮酒后也能出现此种脉象，但不属病脉。

医案：1975 年 12 月 9 日诊治一男孩，杨姓，10 岁。舌象：舌质淡红，舌苔薄黄。诊得乾卦脉。其家长口述孩子全身发热、体温 39 ℃、头痛、流涕，诊断为风热感冒。

处方：青蒿 12 g，黄芩 10 g，柴胡 10 g，连翘 10 g，丹皮 6 g，赤芍 6 g，薄荷 6 g，石菖蒲 6 g，郁金 6 g，白薇 6 g，菊花 6 g，大青叶 6 g，板蓝根 6 g，金银花 6 g，桑叶 6 g，生石膏 25 g，知母 10 g，钩藤 6 g，竹茹 6 g。水煎服，3 剂而愈。

2. 坤卦脉

☷坤　坤卦第二　坤为地　坤上坤下

坤卦，顺生万物之象。坤卦脉象：左手寸、关、尺脉沉细缓；右手寸、关、尺脉沉细缓。患者出现坤卦脉象的疾病一般是心脏病；偶尔有体弱妇女或高龄老人出现此脉，不为病。

医案：辛某，女，49 岁，1976 年 9 月 20 日初诊。舌象：舌苔黄腻，舌尖红，舌质紫红。脉象：坤卦脉，有结脉现象。患者自述有心脏病，胸闷，走一百步便开始心绞痛，不能连续走动。诊断为冠心病。

处方：丹参 12 g，枣仁 12 g，柏子仁 12 g，远志 10 g，红花 10 g，黄芪 10 g，鸡血藤 10 g，重楼 10 g，黄精 10 g，葛根 10 g，川芎 10 g，生杜仲 12 g，何首乌 12 g，柴胡 10 g，元胡 10 g，木香 10 g，地龙 10 g，龙骨 6 g，牡蛎 6 g，水煎服；每天晚上外加朱砂 0.5 g、琥珀粉 3 g，冲服。服 10 剂而愈，愈后复诊心脉浮大，卦脉为晋卦脉，属正常脉，卦意由幽暗转为光明。

3. 屯卦脉

䷂屯　屯卦第三　水雷屯　坎上震下

屯卦，万物始生之象。屯卦脉象：左手寸、关、尺脉均沉细；右手寸、尺脉浮大，关脉沉弱。

医案：黄某，男，70 岁，1979 年 2 月 4 日初诊。患者大便滑泄似痢，腹胀少食。舌象：舌苔厚腻。脉象：屯卦脉，右手寸脉横大而不直。诊断为结肠炎，当服温补脾肾之药。

处方：苍术 12 g，厚朴 10 g，陈皮 10 g，枳壳 6 g，砂仁 10 g，木香 6 g，焦三仙各 10 g，川连 5 g，猪苓 10 g，泽泻 10 g，车前子(单包)10 g，云苓 10 g，甘草 6 g，水煎服 3 剂。2 月 8 日复诊。舌象：舌苔黄。脉象：屯卦脉，脉软、数。处方：白术 10 g，苍术 10 g，厚朴 10 g，陈皮 10 g，砂仁 10 g，枳壳 10 g，木通 5 g，川连 3 g，车前子(单包)10 g，山药 10 g，薏米 10 g，扁豆 6 g，甘草6 g。煎服 20 剂药后，再诊脉不横，脉象为小过卦脉。又服药数日后恢复正常，卦脉为良，停止用药。

4. 蒙卦脉

䷃蒙　蒙卦第四　山水蒙　艮上坎下

蒙卦，万物发生之象。蒙卦脉象：左手寸、尺脉浮大，关脉沉细；右手寸、关、尺脉沉细无力。

医案:赵某,男,45岁,1980年4月7日初诊,咳痰气短。诊脉:左手寸脉浮大,关脉沉,尺脉紧、数;右手寸、关、尺皆弱脉,出现了蒙卦脉象。症状属《诸病源候论》中的"厥阴咳,咳而引舌本是也",似小儿病中的"百日咳"。医院诊断为肺炎,西医治疗效果不明显。

处方:杏仁12 g,麻黄5 g,知母10 g,生石膏30 g,前胡10 g,白前10 g,苏子10 g,半夏6 g,瓜蒌20 g,百部10 g,五味子10 g,夏枯草6 g,桑白皮6 g,代赭石6 g,冬瓜皮6 g,水煎服9剂。4月19日复诊,药效良好,又服5剂后痊愈,卦脉为观。

5.需卦脉

䷄需　需卦第五　水天需　坎上乾下

需卦,密云不雨之象。需卦脉象:左手寸、关脉缓细,尺脉数而有力;右手寸、关、尺脉洪大。

医案:林某,男,43岁,1975年10月6日初诊。舌象:舌质红,舌苔薄黄。脉象:需卦脉。患者自述胃脘胀痛,欲吐。

处方:藿香12 g,白豆蔻10 g,法半夏10 g,白术10 g,厚朴10 g,旋覆花10 g,砂仁10 g,苍术10 g,陈皮10 g,焦三仙各10 g,木香6 g,香附6 g,煎8剂。10月13日复诊。舌象:舌苔白。处方:丹参10 g,沙参10 g,玉竹10 g,木香10 g,焦三仙各10 g,川楝子10 g,香附10 g,乌药6 g,莱菔子10 g,陈皮10 g,重楼10 g,党参6 g,云苓6 g,水煎服。疗效显著,3剂即愈,脉象变为晋卦脉。

胃痛病因很多,包括寒、热、虚、瘀等。肝胃关系密切,肝气犯胃而致痛者尤多见。

6.讼卦脉

䷅讼　讼卦第六　天水讼　乾上坎下

讼卦,水火相远之象。讼卦脉象:左手寸、关、尺脉浮实;右

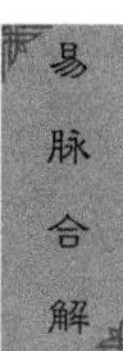

手寸脉滑数，关、尺脉缓细。

医案：刘某，男，46 岁，1977 年 8 月 28 日来诊。脉象：讼卦脉。患者自述天气密云不雨、气压低时感胸闷气短、恶心泛酸。诊断为心血管类疾病及脾胃不和。

处方：丹参 15 g，生黄芪 12 g，沙参 10 g，玉竹 10 g，木香 10 g，焦三仙各 10 g，川楝子 10g，莱菔子 10 g，砂仁 10 g，乌药 6 g，草豆蔻 10 g，杭芍 6 g，云苓 6 g，太子参 6 g，瓦楞子 15 g，枣仁 10 g，柏子仁 10 g，鸡血藤 10 g，甘草 6 g，水煎服，6 剂症状消失而愈。

7. 师卦脉

䷆师　师卦第七　地水师　坤上坎下

师卦，以寡伏众之象。师卦脉象：左手寸、关脉沉迟，尺脉滑；右手寸、关、尺脉沉细。

医案：1975 年仲夏，笔者去济南开元寺旧址游玩，在大佛头东侧半山腰，偶遇一中年妇女，因肩担重物上山劳累过度，受山风吹袭，突然僵卧山石上，神志不清，朦胧不语，另外一妇女大声呼叫“救命”。笔者为其诊脉，得师卦脉象。当时身上没带银针，便急中生智，就地取材，随手取一数寸长枣树枝，剥去树皮呈尖针状，猛点患者中指尖的中冲穴和百会、人中、涌泉等穴位，患者即愈，醒后感激不尽，连连致谢。再切脉诊得睽卦脉，脉复阳，病已去，为正常脉象，卦意为见外。上述穴位是治疗晕厥的急救穴。

8. 比卦脉

䷇比　比卦第八　水地比　坎上坤下

比卦，群星拱北之象。比卦脉象：左手寸、关、尺脉涩而无力；右手寸脉疾数，关、尺脉缓细。

医案：闫某，男，56岁，1980年1月9日就诊。舌象：舌苔白。脉象：比卦脉。患者半身不遂，语言不清，诊断为中风偏瘫症初期。

处方：丹参12 g，生黄芪10 g，当归10 g，生地10 g，川芎10 g，杭芍10 g，桑寄生10 g，杜仲10 g，秦艽10 g，木瓜10 g，续断10 g，菟丝子10 g，红花6 g，地龙10 g，全蝎6 g，地枫皮10 g，枸杞10 g，水煎服。

针灸合谷、曲池、内关、外关、手三里、足三里、环跳、内膝眼、三阴交、天根、月窟穴，进行康复训练。

嘱服上方5剂，以观后效。1月13日复诊，脉象变咸卦脉（由一阳五阴卦变为三阴三阳卦），见第三十一卦脉详述。

9. 小畜卦脉

☴☰小畜　小畜卦第九　风天小畜　巽上乾下

小畜卦，酝酿之象。小畜卦脉象：左手寸、尺脉盛大而实，关脉细小；右手寸、关、尺脉弦、芤。

医案：付某，男，73岁，1983年12月4日就诊。舌象：舌质红，舌苔黄腻，舌体宽大。脉象：小畜卦脉。患者自述小便闭，诊断为癃闭病症。朱丹溪《脉因证治》曰："邪热在肾而闭其下焦，可除其热，泻其塞当已。"

处方：丹参12 g，沙参10 g，金钱草25 g，木通5 g，石苇10 g，瞿麦10 g，车前子（单包）10 g，车前草6 g，生石膏25 g，滑石15 g，海金沙10 g，大黄5 g，蒲公英10 g，水煎服3剂。12月7日复诊，病情好转。恢复期原方加黄芩10 g，茯苓10 g，萹蓄10 g，龙胆草10 g，泽泻6 g，灯心草6 g为引，又9剂痊愈，切得卦脉转为常人脉。

10. 履卦脉

☱履　履卦第十　天泽履　乾上兑下

履卦，安中防危之象。履卦脉象：左手寸、关、尺脉芤、浮；右手寸、尺脉数、紧，关脉细小。

医案：萧某，女，65岁，1983年9月13日来诊。患者自述吐血。舌象：舌苔薄白。脉象：履卦脉。诊断为内伤久虚所致胃出血。

处方：炒当归12 g，白芍10 g，云苓10 g，炒黄芩10 g，炒栀子10 g，炒艾叶10 g，炒柏叶10 g，炒藕节10 g，大小蓟各6 g，赤芍10 g，生地炭6 g，丹皮6 g，水煎服10剂，每次同时冲服三七粉3 g。复诊以平胃散加白茅根10 g，桃仁10 g，红花10 g，水煎服6剂而痊愈。

吐血的原因有内伤、怒伤、劳心伤、外伤、酒伤等，须辨因施治。吐血多为重症胃溃疡或胃癌初期症状。

11. 泰卦脉

☷泰　泰卦第十一　地天泰　坤上乾下

泰卦，小往大来之象。泰卦脉象：左手寸、关脉伏、弱，尺脉滑、数；右手关、尺脉紧、大，寸脉沉、细。

医案：王某，女，66岁，1983年10月5日就诊。舌象：舌苔黄厚。脉象：泰卦脉。患者自述近日胃脘胀痛，有冠心病、支气管炎病史。诊断为胃部炎症。

处方：丹参12 g，苍术10 g，白术10 g，白豆蔻10 g，香附10 g，砂仁10 g，白扁豆10 g，陈皮10 g，木香10 g，枳实6 g，枳壳6 g，云苓10 g，厚朴10 g，乌药6g，杏仁10 g，黄芩10 g，沙参10 g，玄参10 g，大腹皮10 g，肉苁蓉10 g，槟榔10 g，大黄5 g，水煎服6剂。

10月11日复诊，胃已不胀痛，疗效显著，原方去沙参、杏仁、大黄，加川楝子10 g，杭芍10 g，当归10 g，连翘10 g，又服3剂痊愈。

12. 否卦脉

☷否　否卦第十二　天地否　乾上坤下

否卦，天地不交、阴阳闭塞之象。否卦脉象：左手寸、关脉滑、数，尺脉细小；右手寸脉浮、数，关、尺脉细、弱。

医案：姜某，男，69岁，1980年4月6日来诊。舌象：舌质淡红，苔白。脉象：否卦脉。患者腰痛，双足红肿，诊断为肾炎。《金匮要略》载有："诸有水者，腰以下肿，当利小便。"

处方：丹参12 g，沙参10 g，赤芍10 g，赤小豆10 g，金钱草30 g，萹蓄10 g，瞿麦10 g，白花蛇舌草20 g，滑石10 g，生石膏20 g，石苇10 g，薏米10 g，芡实10 g，蒲公英10 g，木通5 g，紫花地丁6 g，车前子(单包)6 g，甘草6 g，水煎服6剂。复诊时足部水肿消失，尺脉为沉脉，右关脉仍细弱，表明脾胃功能欠佳，原方加陈皮10 g，苍术10 g，白术10 g，厚朴10 g，又服6剂调理未病。再诊卦脉变为常人脉，症状消失，行动轻快。

13. 同人卦脉

☰同人　同人卦第十三　天火同人　乾上离下

同人卦，二人同道之象。同人卦脉象：左手寸、关脉紧、数，尺脉细；右手关、尺、寸脉革大、弦疾。

医案：邓某，女，25岁，1980年8月5日来诊。舌象：舌质淡红，舌苔薄黄。脉象：同人卦脉。患者自述怀孕5个月小产后恶露持续2个月，疲倦无力，纳减，下腹及腰部疼痛。诊断为半产漏下。

处方：党参12 g，当归炭10 g，川芎10 g，羌活10 g，杜仲炭

6 g，白术 10 g，桑寄生 10 g，炙甘草 6 g，大小蓟各 10 g，水煎服 6 剂。7 日后复诊基本痊愈，原方加木香 10 g，香附 10 g，焦三仙各 10 g，又连服 6 剂痊愈。

14. 大有卦脉

☲☰大有　大有卦第十四　火天大有　离上乾下

大有卦，炎火下降之象。大有卦脉象：左手寸、关、尺脉洪数；右手寸脉涩而无力，关、尺脉数而有力。

医案：郝某，女，50 岁，1985 年 9 月 14 日来诊。舌象：舌质红，舌苔白腻。脉象：大有卦脉。患者咳嗽、风火牙痛。

处方：当归 10 g，荆芥 10 g，防风 10 g，白芷 10 g，细辛 10 g，薄荷 10 g，知母 10 g，生石膏 30 g，葛根 10 g，菊花 6 g，钩藤 10 g，杏仁 12 g，麻黄 5 g，大黄 6 g，蒲公英 6 g，水煎服 6 剂后痊愈。《医门法律》记载："肺为阴，母也。"又曰："凡诊脉，不求明师传授，徒遵往法，图一弋获，以病试手，医之过也。"

15. 谦卦脉

☷☶谦　谦卦第十五　地山谦　坤上艮下

谦卦，仰高就下之象。谦卦脉象：左手寸、关、尺脉短而涩；右手寸、尺脉沉、细，关脉弦。

医案：杨某，女，64 岁，1975 年 4 月 15 日来诊。舌象：舌边黑紫，舌苔中黄。诊得谦卦脉。患者经医院诊断为食道癌，自述吞咽困难，无法正常进食，泛吐黏痰。《黄帝内经》曰："南政之岁，三阴在天，则寸不应。"

处方：苍术 15 g，白术 15 g，枯矾 6 g，云苓 10 g，陈皮 10 g，大枣 6 枚，砂仁 12 g，木香 10 g，厚朴 10 g，乌药 10 g，栀子 10 g，柴胡 10 g，水煎服 5 剂。4 月 19 日复诊，处方：柴胡 12 g，槟榔 10 g，大黄 6 g，云苓 10 g，代赭石 30 g，枯矾 6 g，大枣 6 枚，陈皮

10 g,金樱子 10 g,川楝子 10 g,元胡 10 g,肉苁蓉 10 g,紫花地丁 15 g,板蓝根 10 g,数剂见效,仍复原方以观后效。

16. 豫卦脉

☳☷豫　豫卦第十六　雷地豫　震上坤下

豫卦,凤凰生雏之象。豫卦脉象:左手寸、尺脉迟而沉,关脉弦数;右手寸、关、尺脉微细。

医案:马某,女,36 岁,1983 年 7 月 3 日就诊。舌象:舌质微红,苔白腻。脉象:豫卦脉。患者有癔病病史,头痛、失眠、抑郁。

处方:枣仁 12 g,柏子仁 10 g,当归 10 g,杭芍 10 g,橘红 10 g,清半夏 10 g,枳实 10 g,竹茹 6 g,天冬 10 g,瓜蒌 20 g,磁石 10 g,全蝎 6 g,石菖蒲 10 g,生龙牡各 6 g,黄精 10 g,重楼 6 g,灯心草 6 g,水煎服 16 剂。针灸穴位:百会、印堂、合谷、曲池、足三里、天根、涌泉、内关等。治疗半月效果良好,数年未见复发。切得此卦脉者,大多情绪方面有问题,或抑郁,或怒气盛,日久不治则影响家庭和谐。

17. 随卦脉

☱☳随　随卦第十七　泽雷随　兑上震下

随卦,随时琢玉之象。随卦脉象:左手寸、尺脉沉,关脉紧数;右手寸、尺脉滑,关脉沉弱无力。

医案:赵某,男,39 岁,1987 年 8 月 9 日就诊。舌象:舌质紫红,舌苔黄,舌两边有黑血泡。脉象:随卦脉。患者自述恶心呕逆,痰涎,胃脘不适。诊断为痰饮证。

处方:苍术 10 g,白术 10 g,焦三仙各 10 g,川楝子 10 g,香附 10 g,乌药 10 g,草豆蔻 6 g,木香 10 g,云苓 10 g,枳实 10 g,白豆蔻 6 g,陈皮 10 g,清半夏 6 g,藿香 10 g,砂仁 10 g,佛手 6 g,甘草 6 g,水煎服 3 剂。8 月 13 日复诊,舌上仍有血泡,脉象仍为随卦脉，有好转，加厚朴 10 g，枳壳 6 g，又服 9 剂即愈。

18. 蛊卦脉

䷑蛊　蛊卦第十八　山风蛊　艮上巽下

蛊卦，三虫食血之象。蛊卦脉象：左手寸、尺脉滑、疾，关脉微细如发；右手寸、尺脉弱，关脉浮数。

医案：冯某，男，32 岁，1983 年 5 月 13 日来诊。舌象：舌苔黄腻。脉象：蛊卦脉。患者口苦、恶心，诊断为胆气热病。《素问》曰："有病口苦，取阳陵泉。"

处方：柴胡 12 g，金铃子 12 g，枳实 10 g，龙胆草 10 g，香附 10 g，乌药 10 g，木香 10 g，金钱草 20 g，金银花 10 g，蒲公英 6 g，车前草 6 g，甘草 6 g，水煎服 6 剂。针灸穴位：阳陵泉、足三里、涌泉、合谷、内关、曲池、三阴交、昆仑、天根。

5 月 18 日复诊，脉为旅卦脉，嘱服原方 6 剂。治愈，未再复发。

19. 临卦脉

䷒临　临卦第十九　地泽临　坤上兑下

临卦，凤入鸡群之象。临卦脉象：左手寸、关脉伏，尺脉浮滑；右手寸、关脉濡散，尺脉浮动，滑数如豆。

医案：陆某，女，35 岁，1981 年 3 月 30 日初诊。舌象：舌苔薄白。诊得临卦脉。已有身孕 5 个月，患先兆流产症。

处方：党参 12 g，当归 10 g，川芎 10 g，厚朴 10 g，杜仲 10 g，白术 10 g，桑寄生 10 g，丹参 10 g，沙参 10 g，甘草 6 g，水煎服3 剂。

患者服药后症状消除，过数月顺产一女婴。

20. 观卦脉

䷓观　观卦第二十　风地观　巽上坤下

观卦，云卷晴空之象。观卦脉象：左手寸脉滑数，关、尺脉伏、弱;右手寸脉浮动,关、尺脉细濡。

医案:李某,女,25岁,1982年7月28日来诊。舌象:苔白腻。诊得观卦脉。患者已有孕3个多月,因有先兆流产症须保胎。

处方:丹参10 g,当归10 g,菟丝子10 g,厚朴10 g,杭芍10 g,生熟地各10 g,黄精10 g,黄芩10 g,荆芥穗10 g,黄芪10 g,艾叶10 g,炙甘草6 g,水煎服5剂。

患者服药后症状逐渐消除,后按预产期顺产一男婴。

21. 噬嗑卦脉

䷔噬嗑　噬嗑卦第二十一　火雷噬嗑　离上震下

噬嗑卦,颐中有物之象。噬嗑卦脉象:左手寸、关脉洪大,尺脉沉细;右手寸、关脉弱细,尺脉浮数。

医案:侯老先生,年近90岁,1981年1月14日初诊。患者白发苍苍,两目炯炯有神。舌象:舌质红,舌苔黄腻。脉象:噬嗑卦脉。患者自述耳鸣,略微听不见声音。诊断为外感风寒兼肾阴虚。

处方:当归10 g,荆芥10 g,防风10 g,桑寄生10 g,白芷10 g,细辛10 g,生地10 g,黄芩10 g,薄荷10 g,知母10 g,生石膏20 g,金银花10 g,黄精10 g,蒲公英10 g,桑叶10 g,菊花10 g,钩藤10 g,葛根10 g,水煎服6剂。

1月20日复诊,患者述服药后效果良好。取原方加黄芪10 g,丹参10 g,紫花地丁6 g,又服6剂痊愈,诊得晋卦脉,为常人脉象。

22. 贲卦脉

䷕贲　贲卦第二十二　山火贲　艮上离下

贲卦,光明通泰之象。贲卦脉象:左手寸脉浮大,关、尺脉细小;右手寸脉涩细,关、尺脉滑数。

医案：李某，男，73 岁，1979 年 8 月 18 日来诊。舌象：舌上有黑色花纹。诊脉是贲卦脉。患者自述有痰，咳嗽严重，夜晚影响睡眠。诊断为支气管炎。

处方：丹参 10 g，生黄芪 10 g，远志 10 g，清半夏 10 g，杏仁 12 g，麻黄 5 g，生石膏 30 g，知母 10 g，前胡 10 g，白前 10 g，橘红 10 g，苏子 10 g，瓜蒌 20 g，大枣 6 枚，葶苈子 10 g，柴胡 10 g，柏子仁 10 g，枣仁 6 g，沙参 10 g，太子参 10 g，石菖蒲 10 g，郁金 10 g，板蓝根 10 g，大黄 3 g，川连 6 g，大青叶 6 g，紫苏 6 g，甘草 6 g，水煎服 3 剂痊愈。

23. 剥卦脉

☶☷剥　剥卦第二十三　山地剥　艮上坤下

剥卦，去旧生新之象。剥卦脉象：左手寸脉浮长，关、尺脉沉涩；右手寸、关、尺脉涩细。

医案：马某，男，50 岁，1987 年 4 月 23 日初诊。患者自述突然胸闷气短，心前区痛，心悸。诊得脉象：剥卦脉，迟而一止复还，有结脉现象。舌象：舌质红紫，舌苔黄腻。诊断为冠心病。

处方：丹参 12 g，枣仁 10 g，柏子仁 10 g，茯神 10 g，远志 10 g，钩藤 10 g，天麻 10 g，鸡血藤 10 g，海风藤 10 g，白花蛇舌草 15 g，白术 10 g，杜仲 10 g，重楼 10 g，黄精 10 g，何首乌 15 g，葛根 10 g，生黄芪 10 g，水煎服 3 剂，用药汁冲服琥珀粉 3 g、三七粉 3 g。

4 月 27 日复诊，脉象缓和，基本痊愈，再服 6 剂，巩固疗效。

24. 复卦脉

☷☳复　复卦第二十四　地雷复　坤上震下

复卦，淘沙见金之象。复卦脉象：左手寸、关、尺脉牢伏；右手寸、关脉弱，尺脉滑实。

医案:毕某,男,67岁,1986年11月21日初诊。舌象:舌质红,舌苔薄黄。脉象:复卦脉。患者血压185/135 mmHg,诊断为高血压病兼肾阳虚。

处方:苦参12 g,珍珠母10 g,地龙10 g,龙齿10 g,钩藤10 g,天麻10 g,黄精10 g,黄芩10 g,金银花10 g,菊花10 g,牛膝10 g,柴胡10 g,薏米10 g,夏枯草10 g,槐花10 g,甘草10 g,水煎服6剂。11月29日复诊,血压140/95 mmHg,继续服原方6剂而愈。

25. 无妄卦脉

䷘无妄　无妄卦第二十五　天雷无妄　乾上震下

无妄卦,石中蕴玉之象。无妄卦脉象:左手寸、关脉紧数,尺脉弱细;右手寸、尺脉浮数,关脉细小。

医案:安某,男,55岁,1987年2月17日初诊。患者自述胸闷无力,有冠心病。舌象:舌苔薄白。切脉时先得无妄卦脉,而后出现促脉二止一息现象,后诊为复卦脉(变卦)。患者面部汗水淋漓,脸色变黄,心悸。诊断为冠心病初期,脏腑功能失调。

处方:丹参12 g,当归10 g,川芎10 g,生地10 g,杭芍10 g,沙参10 g,枣仁10 g,柏子仁10 g,远志10 g,党参10 g,生黄芪10 g,葛根10 g,草果6 g,五味子10 g,夜交藤10 g,鸡血藤10 g,云苓10 g,珍珠母10 g,香附10 g,木香10 g,蒲公英10 g,茯神10 g,紫花地丁6 g,甘草6 g,水煎服,每晚再加琥珀粉3 g、三七粉5 g用药汁冲服,阿胶3 g烊化兑服。10剂治愈,复诊卦脉为遁。

另外食疗:新鲜猪心一个,加三七粉10 g、杜仲10 g,沸水煮半小时后放入朱砂1 g,撤火凉温饮食汤肉。

26.大畜卦脉

☶☰大畜　大畜卦第二十六　山天大畜　艮上乾下

大畜卦,光辉日新之象。大畜卦脉象:左手寸、尺脉紧数,关脉细;右手寸脉短迟,关、尺脉浮数。

医案:赵某,男,47岁,1987年10月3日来诊。患者面黄无神,自述阳痿。舌象:舌质淡紫,舌苔黄厚。脉象:大畜卦脉。《类证治裁》曰:“伤于内则不起,故阳之痿,多由色欲竭精,斫丧太过,或思虑伤神,或恐惧伤肾。”

处方:丹参10 g,鹿茸2 g,益智仁12 g,生牡蛎12 g,山药10 g,地龙10 g,何首乌10 g,白术10 g,生熟地各10 g,淫羊藿10 g,枸杞10 g,锁阳10 g,云苓10 g,泽泻10 g,菟丝子10 g,生黄芪10 g,巴戟天10 g,甘草6 g,6剂即愈。

27.颐卦脉

☶☳颐　颐卦第二十七　山雷颐　艮上震下

颐卦,龙隐清潭之象。颐卦脉象:左手寸脉浮数,关、尺脉细小;右手寸、关脉细弱,尺脉长。

医案:张某,男,57岁,1978年7月28日初诊。舌象:舌苔薄黄。脉象:颐卦脉。患者全身起小米大小的玫瑰色红点,全身奇痒。诊断为脾胃虚弱所致玫瑰糠疹。

处方:丹参12 g,苦参10 g,赤芍10 g,生地10 g,木通5 g,知母10 g,生石膏30 g,白鲜皮10 g,地肤子10 g,薏米10 g,泽泻10 g,荆芥6 g,防风6 g,蝉衣6 g,蒲公英6 g,车前子(单包)10 g,水煎服3剂。7月31日复诊。舌象:舌质红,舌苔黄。脉象:颐卦脉。红点基本退下,无奇痒,继续服原方5剂痊愈,脉象变为遁卦脉。

28.大过卦脉

䷛大过　大过卦第二十八　泽风大过　兑上巽下

大过卦，寒木生花之象。大过卦脉象：左手寸脉细，关、尺脉浮数；右手寸、关脉紧数，尺脉沉细。

医案：杨某，男，11岁，1983年9月6日来诊。舌象：舌质淡红，舌苔薄白。脉象：大过卦脉。患者全身起水疱，发亮如豆，面红，属水痘症。

处方：丹参10 g，生黄芪12 g，金银花10 g，桔梗10 g，皂角刺10 g，没药10 g，木通5 g，蒲公英10 g，蝉衣10 g，川芎10 g，牛膝10 g，大黄3 g，甘草6 g，水煎服5剂后消肿散结，又服药5剂后痊愈。

29.坎卦脉

䷜坎　坎卦第二十九　坎为水　坎上坎下

坎卦，外虚中实之象。坎卦脉象：左手寸、关脉涩而无力，尺脉弦数；右手寸脉洪大，关、尺脉沉细。

医案：华某，女，24岁，1980年9月23日初诊。舌象：舌质红，舌苔薄白。脉象：坎卦脉。患者自述白带多，腰痛，乏力。据症状应健脾、利湿、止带。

处方：丹参12 g，沙参10 g，赤小豆10 g，生龙牡各6 g，山药10 g，白术10 g，苍术12 g，芡实10 g，泽泻10 g，车前子(单包)10 g，生石膏20 g，滑石10 g，薏米10 g，石苇10 g，金钱草20 g，白茅根10 g，甘草6 g，水煎服3剂。9月26日复诊，患者症状减轻，又服原方5剂后痊愈，脉象变为鼎卦脉。

30.离卦脉

䷝离　离卦第三十　离为火　离上离下

离卦，大明在天之象。离卦脉象：左手寸、关脉浮而迟，尺脉弱;右手寸脉细小,关、尺脉洪大。

医案:朱某,女,49 岁,1982 年 5 月 10 日就诊。舌象:舌质红,舌苔薄黄。脉象:离卦脉。患者自述口舌干燥,似火龙焰灼,口渴,多饮。治此症应滋阴清肺,生津止渴。离卦是火门,故此脉也称“火门脉”。

处方:乌梅 12 g,花粉 10 g,天冬 10 g,麦冬 10 g,知母 10 g,玉竹 10 g,山药 10 g,杭芍 10 g,大黄 5 g,生石膏 30 g,龙骨 10 g,重楼 10 g,佩兰 10 g,元胡粉 10 g,滑石 10 g,黄精 10 g,紫花地丁 10 g,栀子 6 g,甘草 6 g,水煎服 3 剂而愈。

31. 咸卦脉

䷞咸　咸卦第三十一　泽山咸　兑上艮下

咸卦,山泽通气之象。咸卦脉象:左手寸、尺脉沉小,关脉洪;右手寸、关脉洪大,尺脉沉迟。

医案:闫某,男,56 岁,1980 年 1 月 13 日复诊(初诊情况见第八卦比卦脉)。舌象:舌质红,舌苔白。脉象:从比卦脉(1980 年 1 月 9 日脉象)变为咸卦脉。咸有感意,于病论为心脑血管类疾病,以六爻阴、阳论为平衡。患者中风不语、半身不遂有好转,下肢稍微能动,通过用药、针治疗,脉象显示肝、脾功能渐强,中气渐足,正在恢复。

处方:丹参 12 g,生黄芪 10 g,当归 10 g,生地 10 g,川芎 10 g,续断 10 g,秦艽 10 g,杜仲 10 g,香附 10 g,独活 10 g,羌活 10 g,地龙 10 g,地枫皮 10 g,黄精 10 g,重楼 6 g,全蝎 6 g,菟丝子 10 g,牛膝 10 g,枸杞 10 g,木香 10 g,甘草 6 g,水煎服,附加针灸。

针灸穴位:合谷、曲池、内关、手三里、颊车、上星、百会、足三里、环跳、风市、三阴交、昆仑、涌泉、天根、月窟。治疗近 3 个月后疗效显著,并加强康复训练。又两个月后家访,四肢及语言功能已恢复,切得遁卦脉,遁有走意,为常人脉象。患者脉象从比卦变咸卦最后变遁卦的过程,体现了疾病的康复过程。

32. 恒卦脉

䷟恒　恒卦第三十二　雷风恒　震上巽下

恒卦,日月常明之象。恒卦脉象:左手寸脉弱,关、尺脉弦数;右手寸、尺脉沉细,关脉紧数。

医案:关某,女,38 岁,1986 年 3 月 26 日来诊。舌象:舌质淡红,舌苔白。脉象:恒卦脉。患者自述咽部痛痒,口渴。诊断为咽炎。

处方:玄参 12 g,生地 10 g,麦冬 10 g,大青叶 6 g,知母 10 g,生石膏 30 g,瓜蒌 20 g,杭芍 10 g,丹皮 10 g,竹叶 6 g,蒲公英 10 g,胖大海 6 g,蝉蜕 6 g,天花粉 10 g,板蓝根 10 g,甘草 6 g,水煎服 3 剂即愈。

咽炎重症者加山豆根 10 g,白花蛇舌草 15 g,重楼 6 g,马勃 6 g,僵蚕 10 g;不口渴者减去天花粉、丹皮、竹叶、胖大海;身体瘙痒者加紫花地丁 10 g,蒺藜 10 g,皂角刺 10 g,黄芪 10 g,白鲜皮 10 g,地肤子 10 g。

33. 遁卦脉

䷠遁　遁卦第三十三　天山遁　乾上艮下

遁卦,洁身退隐之象。遁卦脉象:左手寸、关脉洪大,尺脉沉弱;右手寸、关脉浮数,尺脉细小。

医案:金某,女,30 岁,1978 年 7 月 25 日就诊。舌象:舌质红,舌苔黄。脉象:遁卦脉。患者自述腰痛,乳房胀痛,有小孩两岁欲断奶。

处方:当归 10 g,赤芍 10 g,川芎 10 g,红花 6 g,牛膝 10 g,

炒麦芽 200 g，水煎服 2 剂。复诊乳房已不胀，也无奶水了，脉象未变。

民间断奶，常用单方也很神效，即单方炒麦芽 250 g 煎用。先把炒麦芽浸泡 30 分钟，再煎煮 30 分钟，煎 2 次，将第一次药液和第二次药液混合服用，即可断奶。

34. 大壮卦脉

☳☰大壮　大壮卦第三十四　雷天大壮　震上乾下

大壮卦，先曲后顺之象。大壮卦脉象：左手寸脉细小，关、尺脉长而数；右手寸脉弱，关、尺脉浮大。

医案：陈某，女，26 岁，1980 年 8 月 7 日来诊。舌象：舌苔薄白。脉象：大壮卦脉。患者自述有痰色白，胸闷憋气，睡眠不宁，食欲不振。医院诊断为慢性肺源性心脏病、心力衰竭。

处方：枣仁 12 g，柏子仁 12 g，桂枝 10 g，生石膏 20 g，枸杞子 10 g，白前 10 g，前胡 10 g，紫苏子 10 g，半夏 6 g，沙参 10 g，远志 10 g，石斛 10 g，肉苁蓉 10 g，龙眼肉 10 g，大枣 6 枚，水煎服。服药前将蛤蚧粉 3 g、琥珀粉 1 g 混合用药汁冲服，10 剂而愈。

35. 晋卦脉

☲☷晋　晋卦第三十五　火地晋　离上坤下

晋卦，龙剑入匣之象。晋卦脉象：左手寸脉浮大，关脉滑如豆，尺脉沉迟；右手关、尺脉细小，寸脉沉细。

医案：刘某，女，32 岁，1985 年 3 月 12 日初诊。舌象：舌宽而红。脉象：晋卦脉。患者自述产后受风湿，腰部痛，关节疼痛。诊断为风湿性关节炎。

处方：丹参 12 g，黄芪 10 g，当归 10 g，川芎 10 g，生地 10 g，杭芍 10 g，续断 10 g，独活 10 g，羌活 10 g，地龙 10 g，地枫皮

10 g,没药 10 g,钩藤 10 g,生杜仲 10 g,柴胡 10 g,元胡 10 g,草果 6 g,木香 10 g,菟丝子 10 g,香附 10 g,甘草 6 g,水煎服 6 剂。

3 月 19 日复诊,脉象未变,症状减轻,原方再加山药 10 g,白术 10 g,黄精 10 g,重楼 10 g,冬虫夏草 3 g,每晚睡觉前加服阿胶 5 g,再服数剂以观后效。三诊情况见第四十五卦脉萃卦脉。

36. 明夷卦脉

䷣明夷　明夷卦第三十六　地火明夷　坤上离下

明夷卦,出明入暗之象。明夷卦脉象:左手寸、关、尺脉细涩;右手寸脉细数,关、尺脉滑数。

医案:王某,女,46 岁,1987 年 4 月 2 日初诊。舌象:舌质白,舌苔黄薄。脉象:明夷卦脉。患者自述来月经十多天不断,血量多,淋漓不断。诊断为经漏。

处方:丹参 12 g,当归 10 g,香附 10 g,珍珠母 10 g,党参 10 g,旱莲草 10 g,仙鹤草 10 g,生地炭 6 g,艾叶炭 6 g,泽泻 10 g,杜仲炭 6 g,茜草 10 g,木香 10 g,金铃子 10 g,金银花炭 6 g,侧柏炭 6 g,地榆炭 6 g,蒲黄 10 g,水煎服 3 剂。4 月 5 日复诊切得离卦脉,症状消除,嘱再服 2 剂巩固疗效。

37. 家人卦脉

䷤家人　家人卦第三十七　风火家人　巽上离下

家人卦,开花结果之象。家人卦脉象:左手寸脉疾数,关、尺脉弱;右手寸、关、尺脉浮数。

医案:白某,女,42 岁,1986 年 5 月 21 日来诊。舌象:舌淡紫色,两边有紫花纹。诊得家人卦脉象。患者自述右肋内时有疼痛,恶心。医院诊断为胆囊炎。

处方:柴胡 15 g,茵陈 30 g,龙胆草 10 g,石菖蒲 10 g,蒲公英 10 g，板蓝根 10 g，五味子 10 g，夏枯草 6 g，昆布 10 g，海藻 10 g，瓦楞子 15 g，地骨皮 10 g，蔓荆子 10 g，菊花 10 g，竹茹 10 g，杭芍 10 g，炒栀子 10 g，木香 10 g，草果 6 g，生黄芪 10 g，金银花 10 g，木贼 6 g，钩藤 10 g，草豆蔻 10 g，山药 10 g，重楼 6 g，茜草 6 g，治疗 2 个月而愈。

38. 睽卦脉

☲☱睽　睽卦第三十八　火泽睽　离上兑下

睽卦，猛虎陷阱之象。睽卦脉象：左手寸、关、尺脉浮数；右手寸、关脉细小，尺脉紧数。

医案：樊某，男，39 岁，1987 年 10 月 14 日就诊。患者自述头痛、头晕，血压正常，感觉头重脚轻如坐舟中，夜晚精液自流后感全身无力。脉象诊得睽卦脉。诊断为遗精症。

处方：龙胆草 12 g，生熟地各 10 g，枸杞 12 g，柴胡 10 g，云苓 10 g，山药 10 g，肉苁蓉 10 g，槟榔 10 g，益智仁 10 g，薏米 10 g，山茱萸 10 g，菊花 10 g，生黄芪 10 g，生杜仲 10 g，巴戟天 10 g，淫羊藿 10 g，地龙 6 g，通草 6 g，水煎服。每次服药前，先煎鹿茸 2 g，人参 6 g，琥珀 2 g，文火煎 1 小时服为引，后服上述方剂。服药 6 剂后复诊，症状消除而愈，切得艮卦脉。

39. 蹇卦脉

☵☶蹇　蹇卦第三十九　水山蹇　坎上艮下

蹇卦，背明向暗之象。蹇卦脉象：左手寸、关脉细小，尺脉微细；右手寸、关脉弦数，尺脉弱小。

医案：齐某，女，32 岁，1987 年 11 月 3 日初诊。舌象：舌质红，舌苔白腻。脉象：蹇卦脉。患者自述月事不正，颜面部起黑花纹，有黑斑点。诊断为月经不调、内分泌失调。

处方：丹参 12 g，何首乌 10 g，丹皮 10 g，生地 10 g，赤白芍各10 g,桃仁10 g,红花10 g,肉桂10 g,山茱萸10 g,香附10 g,牛膝10 g,当归6 g,川芎10 g,金铃子10 g,泽兰叶10 g,柴胡10 g,乌药6 g,覆盆子6 g,肉苁蓉10 g,木香10 g,槟榔10 g,菟丝子6 g,水煎服6剂。文火单煎人参3 g、阿胶6 g,先混服为引,后服上述方剂。

11月10日复诊切得巽卦脉,病情好转,嘱服原方又10剂而愈,后未见复发。

40. 解卦脉

☳☵解　解卦第四十　雷水解　震上坎下

解卦,草木舒伸之象。解卦脉象:左手寸脉沉细,关脉弦,尺脉革;右手寸脉细,关、尺脉沉细。

医案:关某,女,56岁,1979年4月5日就诊。舌象:舌质紫黑,舌两边有紫色花纹。脉象:解卦脉。患者自述有皮下出血,青紫色斑块布满手背,全身紫斑大小不匀,牙龈出血,头晕,乏力,易疲劳,睡眠差。医院诊断为过敏性紫癜,按中医诊断属于紫斑症。

处方:生黄芪15 g,丹参10 g,当归10 g,熟地10 g,何首乌10 g,白术10 g,枸杞10 g,菟丝子10 g,合欢皮10 g,夜交藤15 g,制山甲9g,五味子10 g,女贞子20 g,旱莲草15 g,仙鹤草15 g,肉桂10 g,续断10 g,香附6 g,黄精6 g,重楼6 g,木香10 g。先单煎服阿胶6 g为引,后服上述方剂。服药10剂后血检已正常,复诊按原方嘱服6剂,痊愈后定期回访,未复发。

41. 损卦脉

☶☱损　损卦第四十一　山泽损　艮上兑下

损卦,翻地见水之象。损卦脉象:左手寸、尺脉浮紧,关脉细;右手寸、关脉牢,似沉似伏脉,尺脉滑数。

医案：邓某，女，38 岁。患者自述 1977 年 7 月 22 日晚饭后，在门前乘凉之后嘴眼歪斜，经各大医院治疗，疗效不明显，面部右侧仍歪斜严重。9 月 6 日下午来诊。舌象：舌质红，舌苔白。切脉是损卦脉象。诊断为面瘫所致口眼㖞斜。

处方：苍术 12 g，蝉蜕 10 g，羌活 10 g，白附子 8g，白芷10 g，生黄芪 10 g，僵蚕 10 g，柴胡 10 g，地枫皮 10 g，地龙 10 g，杜仲 10 g，菊花 10 g，路路通 10 g，木贼 10 g，重楼 6 g，水煎服 6 剂。

上方为牵正散加减。加针灸巨刺法治疗，穴位选左太阳透率谷、左阳白透鱼腰、左巨髎透承泣、左地仓透颊车、合谷、曲池、天根，针灸 6 次痊愈。针刺穴位采用巨刺法，即右侧有病取左侧经穴，左侧有病取右侧经穴治疗的针刺方法。

如为重症患者，加天麻 15 g，钩藤 10 g；如上眼皮与下眼皮不合，针眉中鱼腰穴。

42. 益卦脉

䷩益　益卦第四十二　风雷益　巽上震下

益卦，滴水添河之象。益卦脉象：左手寸脉浮大，关、尺脉细小无力；右手寸、尺脉浮弦，中虚如革脉，关脉细弱。

医案：廖某，男，40 岁，1974 年 9 月 7 日下午就诊。切得益卦脉。舌象：舌质红，苔白。患者自述失眠近 3 年。明朝戴思恭认为：“有痰在胆经，神不归舍，亦令不寐。”

处方：石菖蒲 12 g，郁金 10 g，丹参 10 g，生龙牡各 10 g，珍珠母 10 g，当归 6 g，远志 10 g，枣仁 12 g，柏子仁 10 g，合欢皮 10 g，夜交藤 10 g，生熟地各 10 g，五味子 10 g，枸杞 10 g，菟丝子 6 g，桑葚子 6 g，水煎服 12 剂而愈。

失眠多与心肝肾有关。心藏神，赖肝血以养，需肾水以滋。心肾失交，心火亢盛，热扰神明，神志不宁，因而不眠。

43. 夬卦脉

䷪夬　夬卦第四十三　泽天夬　兑上乾下

夬卦，神剑斩蛟之象。夬卦脉象：左手寸脉涩如雨粘沙，关、尺脉紧滑；右手寸、关、尺脉数动如豆。

医案：常某，男，39 岁，1979 年 8 月 10 日就诊。舌象：舌质红，苔黄。切脉为夬卦脉象。患者自述肛门经常流脓血水，在医院检查后诊断为复杂性肛瘘，西医治疗效果不明显。

处方：槐花 15 g，槐角 10 g，大蓟 10 g，小蓟 6 g，牛膝 10 g，蒲公英 10 g，木通 5 g，紫花地丁 10 g，芡实 10 g，薏米 10 g，瞿麦 10 g，车前子(单包)6 g，地榆 10 g，茜草 10 g，杜仲炭 6 g，仙鹤草 15 g，艾叶炭 6 g，车前草 6 g，甘草 6 g，水煎服 6 剂。

8 月 17 日复诊，上方加党参 10 g，赤芍 10 g，五味子 10 g，麦冬 10 g，嘱服 6 剂。另配合服用六神丸后，症状消除，卦脉变遁，调理有功。

44. 姤卦脉

䷫姤　姤卦第四十四　天风姤　乾上巽下

姤卦，风云相聚之象。姤卦脉象：左手寸、关、尺浮动；右手寸、关脉革而浮，尺脉细小。

医案：郝某，女，67 岁，1978 年 9 月 6 日初诊。舌象：舌质红白，有红花纹而边呈齿形，舌苔白。切脉为姤卦脉象。患者自述血压偏高，半身不遂初起。诊断为脑卒中后遗症初期。

处方：珍珠母 15 g，紫龙齿 10 g，金银花 10 g，黄芪 15 g，何首乌 10 g，天麻 10 g，当归 6 g，川芎 10 g，生地 10 g，丹参 10 g，全蝎 6 g，独活 10 g，木瓜 10 g，鸡血藤 10 g，土鳖虫 10 g，钩藤 15 g，地龙 10 g，续断 10 g，羌活 10 g，木香 10 g，草果 6 g，僵蚕 10 g，夏枯草 10 g，焦三仙各 6 g，冬虫夏草 3 g，水煎服 10 剂。

如肾气虚者，上方加益智仁 10 g，枸杞 10 g，菟丝子 10 g，巴戟天 10 g，橘核 6 g。针灸穴位选哑门、风池、大椎、手三里、曲池、合谷、足三里、三阴交、昆仑、太溪、涌泉、天根，采用巨刺法治疗 10 天。9 月 16 日复诊，诊脉得遁卦脉，嘱原方再服 10 剂而愈。

45. 萃卦脉

䷬萃　萃卦第四十五　泽地萃　兑上坤下

萃卦，鱼龙会聚之象。萃卦脉象：左手寸、尺脉细小，关脉浮数；右手寸脉数大有力，关、尺脉沉小。

医案：刘某，女，32 岁，1985 年 4 月 9 日三诊(3 月 12 日初诊，初诊情况见晋卦脉)。舌象：舌质粉红，舌苔黄腻。脉象：萃卦脉。诊断为风湿性关节炎，患者自述病情有好转。

处方：龟板 12 g，党参 10 g，丹参 10 g，生黄芪 15 g，冬虫夏草 5 g，当归 6 g，川芎 10 g，杭芍 10 g，生地 10 g，秦艽 10 g，牛膝10 g，枸杞 10 g，山药 10 g，地龙 10 g，地枫皮 10 g，木香 10 g，木瓜 10 g，羌活 10 g，独活 10 g，重楼 10 g，海风藤 10 g，夏枯草10 g，甘草 6 g。菟丝子 10 g 为引，水煎服 6 剂后痊愈，卦脉变为遁。

46. 升卦脉

䷭升　升卦第四十六　地风升　坤上巽下

升卦，高山植木，积小成大之象。升卦脉象：左手寸、关脉细弱，尺脉浮数；右手寸脉细小，关脉洪数，尺脉细弱。

医案：有外地来济南治病者，宁某，男，59 岁，1982 年 10 月 12 日就诊。患者自述下肢麻木，行走困难，在医院治疗效果不明显。舌象：舌质红，舌苔白。脉象：升卦脉。诊断为风寒湿痹，由卦脉诊得有轻度脑梗死前兆。

处方：冬虫夏草 5 g，生黄芪 12 g，益智仁 10 g，丹参 12 g，当归 6 g，杭芍 10 g，生地 10 g，秦艽 10 g，续断 10 g，独活 15 g，羌活 10 g，牛膝 10 g，枸杞 10 g，珍珠母 10 g，草果 6 g，木瓜 10 g，乳香 6 g，没药 10 g，元胡 10 g，川楝子 10 g，乌梢蛇 10 g，重楼 10 g，黄精 10 g，地龙 10 g，水煎服 3 剂。

附加针灸环跳、足三里、昆仑、曲池、百会、上星、悬钟透三阴交、阳陵泉、印堂、解溪、天根穴，服药及 3 次针灸基本痊愈。嘱再服原方 5 剂，卦脉变为良。

47. 困卦脉

䷮困　困卦第四十七　泽水困　兑上坎下

困卦，守己待时，河中无水之象。困卦脉象：左手寸脉细弱，尺、关脉数大；右手寸脉浮大，关、尺脉细小无力。

医案：武某，女，30 岁，1981 年 10 月 18 日就诊。舌象：舌质红，舌苔白黄，舌面干燥。脉象：困卦脉。患者自述右下腹痛，大便 3 日未排。诊断为肠痈。该病因饮食不节、暴急奔走、忧思抑郁等原因，导致肠道功能失调，运化失职，糟粕积滞，生湿生热，遂致气血不和、血败气浊而成。

处方：白术 12 g，苍术 10 g，川朴 10 g，枳实 10 g，蒲公英 20 g，元胡 10 g，川连 10 g，败酱草 20 g，川楝子 10 g，金银花 20 g，乳香 6 g，没药 6 g，黄精 10 g，木香 10 g，紫花地丁 10 g，白花蛇舌草 15 g，半枝莲 10 g，路路通 10 g，桃仁 10 g，红花 10 g，香附 10 g，重楼 10 g，皂角刺 10 g，五味子 10 g，大黄 6 g，桔梗 10 g，水煎服。玄明粉 5 g 用药汁冲服，5 剂而愈。

48. 井卦脉

䷯井　井卦第四十八　水风井　坎上巽下

井卦，好静安常，珠藏深渊之象。井卦脉象：左手寸脉细小，关脉细弱无力，尺脉浮大；右手寸、关脉紧弦，尺脉弱小，细而无力。

医案：朱某，男，52 岁，1983 年 6 月 24 日初诊。舌象：舌尖红，舌苔薄黄。脉象：井卦脉。患者自述 X 线片显示右肾盂区有结石阴影，诊断为右肾结石。此病因湿热久蕴，熬煎尿液，结为沙石，下元虚而阻于尿路所致。

处方：丹参 12 g，赤小豆 12 g，赤芍 10 g，石苇 10 g，萹蓄 10 g，金钱草 30 g，海金沙 10 g，紫花地丁 10 g，车前子(单包)6 g，瞿麦 10 g，滑石 10 g，红花 10 g，桃仁 10 g，三棱 10 g，莪术 10 g，重楼10 g，半枝莲 10 g，车前草 6 g，王不留行 10 g，薏米 6 g，芡实 6 g，大黄 5 g，蝉蜕 6 g，白花蛇舌草 15 g，路路通 10 g，蒲公英 10 g，甘草 6 g，水煎服 12 剂。半月后复诊，切得渐卦脉，又服 6 剂排石而愈。

49. 革卦脉

䷰革　革卦第四十九　泽火革　兑上离下

革卦，改旧从新，不可守旧之象。革卦脉象：左手寸、尺脉沉细小，关脉弦；右手寸脉滑数，关、尺脉涩而有力。

医案：秦某，女，65 岁，1978 年 9 月 3 日就诊。脉象：革卦脉。患者自述食道粘连，靠汤汁维持生命。食道镜检查显示，第一胸椎处梗阻不通，食道出现狭窄，张力松弛，产生憩室。中医诊为局部营卫失和，气血离乱。用药应调和营卫，舒畅气血。

处方：当归 10 g，香附 10 g，柴胡 10 g，木香 10 g，川芎 10 g，生熟地各 10 g，赤芍 10 g，生黄芪 10 g，路路通 10 g，重楼 10 g，白花蛇舌草 15 g，枯矾 6 g，黄精 10 g，半枝莲 10 g，穿山甲 6 g，夏枯草 6 g，玄参 10 g，云苓 10 g，木通 5 g，蝉蜕 6 g，紫花地丁 6 g，金银花 6 g，水煎服。玄明粉 3 g 用药汁冲服，6 剂后好转，能吃软质食物，嘱原方再服 3 剂。再诊卦脉为噬嗑，症状消除。

50.鼎卦脉

䷱鼎　鼎卦第五十　火风鼎　离上巽下

鼎卦,去故取新之象。鼎卦脉象:左手寸、关脉滑数,尺脉浮大;右手寸、尺脉沉细小,关脉紧数。

医案:聂某,男,71岁,1978年6月24日就诊。舌象:舌大,苔黄。脉象:鼎卦脉。此人身高1.85米,自述患腰痛病3年,X线片结果为"骨结核",病情反复发作,疼痛难忍,入夜更甚。中医论属骨痨,是阴寒之症,既有肾亏髓空之虚,又有气血凝滞之实,为本虚标实证,治以温经通络为主。

处方:木鳖子10 g,青蒿12 g,炙鳖甲10 g,丹皮10 g,牛膝10 g,续断10 g,紫花地丁10 g,桃仁10 g,红花10 g,苏木10 g,重楼10 g,地枫皮10 g,地龙10 g,独活10 g,羌活10 g,生杜仲10 g,白花蛇舌草10 g,半枝莲10 g,皂角刺10 g,蝉蜕6 g,水煎服,10剂而愈。

51.震卦脉

䷲震　震卦第五十一　震为雷　震上震下

震卦,震惊百里,有声无形之象。震卦脉象:左手寸、尺脉细数,关脉弦滑而大;右手寸、关脉沉细无力,尺脉弦数。

医案:米某,女,68岁,1979年9月23日就诊。舌象:舌质暗红,舌苔薄黄。脉象:震卦脉。患者自述高血压病史4年余,近来头痛眩晕,下肢轻度水肿色红,行动不利,血压210/110 mmHg。诊断为高血压导致水肿。

处方:珍珠母12 g,紫龙齿10 g,金银花10 g,菊花10 g,黄精15 g,夏枯草15 g,益母草15 g,车前子(单包)10 g,豨莶草15 g,地龙10 g,僵蚕6 g,钩藤10 g,天麻10 g,何首乌10 g,木香10 g,五味子6 g,香附10 g,海南沉香3 g。灯心草6 g为引,调治月余,症状消除而愈。复诊血压130/90 mmHg,脉象为艮卦脉。

52. 艮卦脉

☶艮　艮卦第五十二　艮为山　艮上艮下

艮卦,游鱼避网,积小成山之象。艮卦脉象:左手寸脉浮大,关、尺脉细弱;右手寸脉细小,关脉洪大有力,尺脉沉细。

医案:梁某,男,23岁,1978年10月3日就诊。患者自述小腹下方痛,双侧腹股沟及阴囊部起小米粒大小的红色丘疹,奇痒。中医属湿热下注证及绣球风。

处方:益智仁12 g,荔枝核10 g,丹参10 g,苦参10 g,白花蛇舌草15 g,半枝莲10 g,紫花地丁10 g,白鲜皮10 g,大黄5 g,蒺藜10 g,木通5 g,蒲公英10 g,蝉蜕10 g,牛膝10 g,莪术6 g,三棱10 g,草果6 g,重楼6 g,黄精10 g,甘草6 g,患者服3剂痊愈。

53. 渐卦脉

䷴渐　渐卦第五十三　风山渐　巽上艮下

渐卦,宜进不宜退,积小而大之象。渐卦脉象:左手寸脉芤滑,关、尺脉细小;右手寸、关脉浮大,尺脉细。

医案:关某,男,70岁,1978年7月9日就诊。患者脸色白。舌象:舌红少苔。脉象:渐卦脉。患者自述曾住院治疗肺结核病,现在轻度发热,食欲不振,因劳累突然咯血,经用药止血,未效。

处方:党参12 g,龟板10 g,知母10 g,杭芍10 g,山茱萸10 g,佛手10 g,金沸草10 g,茜草10 g,牛膝10 g,大小蓟各6 g,五味子10 g,煅龙骨10 g,醋大黄5 g,白茅根10 g,代赭石10 g,浙贝母10 g,杏仁10 g,川贝6 g,地榆炭6 g,地骨皮10 g,侧柏炭6 g,生蒲黄10 g,沉香3 g,水煎服。每晚睡前另服阿胶5 g,患者服10剂后症状消除。

54. 归妹卦脉

䷵归妹　归妹卦第五十四　雷泽归妹　震上兑下

归妹卦，浮云蔽日，阴阳不交之象。归妹卦脉象：左手寸脉细小无力，关、尺脉浮数大；右手寸、关脉沉细，尺脉浮数。

医案：姜某，女，64 岁，1979 年 3 月 11 日就诊。患者自 3 月 2 日起胸骨下剑突部位隐痛，有灼热感，持续加重，经胃镜检查诊为贲门口中度炎症；有时强行吞咽时，胃部有微痛感；后又做钡餐透视，见食道呈不规则狭窄，治疗 1 周效果不佳。患者面容黄白，唇红口干，精神不振。舌象：舌尖红，舌中苔腻黄。脉象：归妹卦脉。

处方：金钱草 25 g，牡蛎 10 g，海藻 10 g，水蛭 10 g，红参 6 g，玄参 10 g，佛手 10 g，昆布 10 g，麦冬 10 g，川朴 10 g，西洋参 10 g，薏米 10 g，芡实 10 g，柴胡 10 g，石斛 10 g，枯矾 3 g，云苓 10 g，水煎服。另外每晚睡觉前用藕粉加三七粉 5 g 调成糊状吞服，患者服 23 剂药痊愈。

55. 丰卦脉

䷶丰　丰卦第五十五　雷火丰　震上离下

丰卦，昔暗回明，日顾中天之象。丰卦脉象：左手寸、尺脉弱细，关脉浮芤；右手寸脉细小无力，关、尺脉浮大。

医案：靳某，男，16 岁，1985 年 6 月 19 日就诊。患者自述自幼经常鼻孔出血，今年春夏多次发作出血，西医诊断为鼻黏膜干燥，血管破裂而致。《黄帝内经》记载："春气者，病在头，故春善病鼻衄。"《金匮要略》中有"从春至夏，衄者太阳，从秋至冬，衄者阳明"的理论。中医认为鼻出血皆属阳经火热之病。

处方：玄参 12 g，辛夷 10 g，麦冬 10 g，生地 10 g，知母 10 g，苏子 10 g，生石膏 25 g，大小蓟各 6 g，旱莲草 10 g，山药 6 g，茜

草 10 g，白茅根 10 g，陈皮 10 g，黄芪 12 g，金银花 10 g，钩藤 10 g，柴胡 10 g，大青叶 6 g，板蓝根 10 g，地榆 10 g，灯心草 6 g，桔梗 10 g，瓜蒌 20 g，大黄 3 g，水煎服，3 剂痊愈。

56. 旅卦脉

䷷旅　旅卦第五十六　火山旅　离上艮下

旅卦，如鸟焚其巢，先笑后啼之象。旅卦脉象：左手寸、关脉芤大、弦，尺脉细弱；右手寸、尺脉细弱，关脉浮大。

医案：周某，女，42 岁，1986 年 10 月 6 日初诊。舌象：舌质淡红，舌苔黄腻。脉象：旅卦脉。患者自述从去年开始，感觉腹胀，腹部膨隆，西医诊断为肝硬化腹水，曾放水数次，症状逐渐加重。

处方：茵陈 25 g，石苇 10 g，沉香 5 g，柴胡 10 g，龙胆草 12 g，草豆蔻 10 g，山药 10 g，山茱萸 10 g，槟榔 10 g，肉苁蓉 10 g，鸡内金 10 g，云苓 10 g，大腹皮 10 g，桃仁 10 g，红花 10 g，生黄芪 15 g，枸杞 10 g，草果 8 g，砂仁 10 g，赤小豆 10 g，巴戟天 10 g，青皮 10 g，金钱草 20 g，大枣 6 g，郁金 6 g，菟丝子 6 g，鳖甲 12 g，水煎服。

另外食疗：每天用鲤鱼加红皮大蒜煎汤，吃赤小豆、大枣干饭。患者服药 20 余剂，症状消除。

57. 巽卦脉

䷸巽　巽卦第五十七　巽为风　巽上巽下

巽卦，上行下效，风行草偃之象。巽卦脉象：左手寸、尺脉浮数，关脉细缓；右手寸、关脉芤、数而有力，尺脉沉细。

医案：崔某，女，40 岁，1980 年 9 月 6 日就诊。舌象：舌质红，舌苔薄白。脉象：巽卦脉。患者自述在颈部左侧发现一肿起硬块，大小如枣，无压痛，伴有咽喉干燥，性情急躁。诊断为甲状腺囊肿。

处方：辛夷 12 g，制山甲 10 g，橘核 10 g，夏枯草 15 g，柴胡 10 g，知母 10 g，生石膏 30 g，橘红 10 g，清半夏 6 g，苏子 10 g，龙胆草 10 g，昆布 15 g，海藻 15 g，川芎 10 g，郁金 10 g，海浮石 15 g，荆芥 6 g，防风 6 g，木香 6 g，香附 10 g，三棱 10 g，莪术 10 g，木通 6 g，蒲公英 10 g，紫花地丁 10 g，半枝莲 10 g，荔枝核 10 g，水煎服，治疗月余而愈。

58. 兑卦脉

䷹兑　兑卦第五十八　兑为泽　兑上兑下

兑卦，江湖养物之深，天降雨泽之象。兑卦脉象：左手寸脉细缓，关、尺脉洪大；右手寸、尺脉浮滑数，关脉细小。

医案：李某，男，37 岁，1979 年 10 月 8 日就诊。舌象：舌质深红，苔薄白。脉象：兑卦脉。患者脸面、手掌深红色。患者自述头胀痛，尿赤，全身皮肤深红；经西医验血检查血红蛋白 18 g/dL，红细胞 620 万个/mm^3，全血黏度 7.2，血浆黏度 2.1，血球压积 56%。诊断为真性红细胞增多症。

处方：丹参 15 g，生地 15 g，玄参 12 g，麦冬 10 g，地骨皮 10 g，紫草 10 g，桑椹子 10 g，五味子 10 g，女贞子 10 g，补骨脂 10 g，肉苁蓉 10 g，淡豆豉 10 g，龙胆草 10 g，木通 6 g，海浮石 10 g，海蛤壳 20 g，三棱 10 g，莪术 10 g，丹皮 10 g，槟榔 10 g，枸杞 10 g，菟丝子 10 g，益母草 6 g，水煎服，另外每晚单煎红参 3 g 冲服琥珀粉 3 g。用药 2 个月后，症状消除，血常规检查正常，切得卦脉为良。

59. 涣卦脉

䷺涣　涣卦第五十九　风水涣　巽上坎下

涣卦，大风吹物，逆水行舟之象。涣卦脉象：左手寸、尺脉滑数，关脉沉缓；右手寸脉弦数，关、尺脉细小。

医案：任某，男，43 岁，1984 年 3 月 6 日就诊。舌象：舌质紫红，苔黄。脉象：涣卦脉。面色黄，肝区痛，稍一进食便腹胀，并有嗳气、胸闷、恶心症状，皮肤明显发黄，乙肝表面抗原为阳性，诊为急性黄疸型肝炎。《伤寒论》曰："瘀热在里，身必黄。"《金匮要略》曰："见肝之病，知肝传脾，当先实脾。"

处方：柴胡 15 g，茵陈 30 g，栀子 10 g，龙胆草 15 g，金铃子 10 g，云苓 10 g，藿香 10 g，川朴 10 g，旱莲草 10 g，砂仁 10 g，木香 6 g，女贞子 10 g，鱼腥草 10 g，半枝莲 10 g，败酱草 10 g，板蓝根 10 g，虎杖 10 g，白术 10 g，山药 6 g，乌药 6 g，枸杞 10 g，桑椹子 10 g，元胡 6 g，川楝子 6 g，赤小豆 6 g，金钱草 25 g，大枣 6 枚，水煎服 20 剂而愈。

60. 节卦脉

䷻节　节卦第六十　水泽节　坎上兑下

节卦，船行风息，寒暑有节之象。节卦脉象：左手寸、关脉细弱，尺脉浮数；右手寸、尺脉弦，关脉虚涩。

医案：徐某，男，30 岁，1983 年 4 月 9 日初诊。舌象：舌尖红，舌苔薄白。脉象：节卦脉。患者自述从小时候到现在每日夜间尿床，多次诊治没有治愈，已结婚，痛苦难言。诊为遗尿症。此病因心肾不交，下元虚寒，导致膀胱失约。《诸病源候论》曰："遗尿者，此由膀胱有冷，不能约于水故也。"

处方：益智仁 15 g，大青盐 10 g，生牡蛎 10 g，补骨脂 6 g，附子 10 g，山茱萸 10 g，五味子 10 g，熟地 10 g，肉桂 10 g，山药 10 g，远志 6 g，夜交藤 10 g，生黄芪 10 g，覆盆子 10 g，桑螵蛸 10 g，枸杞 15 g，水煎服 20 剂而愈。

61. 中孚卦脉

䷼中孚　中孚卦第六十一　风泽中孚　巽上兑下

中孚卦，事有定期，鹤鸣子和之象。中孚卦脉象：左手寸、尺脉浮数，关脉微细；右手寸、尺脉浮大，关脉细小。

医案：雷某，男，26岁，1977年1月13日就诊。舌象：舌质红，舌苔薄白。脉象：中孚卦脉。患者自述偶尔在睡眠中突然起床，下床行走，并常伴有神志失常、多梦、头痛、头晕及神经系统失调症状。诊断为梦游症。

处方：石菖蒲15 g，郁金10 g，冬虫夏草6 g，覆盆子10 g，天花粉10 g，枣仁12 g，柏子仁10 g，橘红10 g，清半夏6 g，天麻10 g，钩藤10 g，鹿茸3 g，天冬10 g，佛手10 g，白术10 g，鸡内金10 g，山药6 g，益智仁10 g，党参10 g，灯心草6 g，水煎服20剂而愈。重症者另加朱砂0.5 g、琥珀粉3 g，用药汁冲服。

62. 小过卦脉

䷽小过　小过卦第六十二　雷山小过　震上艮下

小过卦，飞鸟遗音，上逆下顺之象。小过卦脉象：左手寸、尺脉细弱，关脉洪大而芤；右手寸、尺脉细涩而无力，关脉浮大。

医案：詹某，女，36岁，1983年10月19日就诊。舌象：舌质红，舌苔腻黄。脉象：小过卦脉。患者自述口内生疮，扁桃体肿大，月经不正常，月经过多且不断，现在日日见红。诊断患月经不调及扁桃体炎。

处方：生黄芪12 g，当归10 g，杭芍10 g，生熟地各10 g，玄参12 g，麦冬10 g，紫花地丁10 g，山豆根10 g，胖大海10 g，马勃6 g，大小蓟各6 g，柴胡10 g，艾叶10 g，金银花炭6 g，地榆炭6 g，侧柏炭6 g，板蓝根10 g，知母10 g，桔梗10 g，大青叶6 g，蒲黄10 g，鸡冠花10 g，水煎服6剂而愈。

63. 既济卦脉

䷾既济　既济卦第六十三　水火既济　坎上离下

既济卦，舟楫济川，阴阳六合之象。既济卦脉象：左手寸、关、尺脉沉细平和；右手寸、关、尺脉略浮。

医案：邵某，女，46岁，1978年7月3日就诊。舌象：舌尖红,舌苔白。脉象:既济卦脉。患者自述骑自行车时突然在眼前出现很多黑点,如空中有飞蝇,到省级医院诊断是眼睛玻璃体混浊,但吃药治疗无效。

处方:柴胡 12 g,木贼 10 g,草决明 10 g,石决明 10 g,生黄芪 12 g,何首乌 10 g,天麻 10 g,钩藤 10 g,金银花 10 g,菊花 10 g,木香 6 g,珍珠母 10 g,香附 10 g,龙胆草 10 g,茺蔚子 10 g,条芩 6 g,蒲公英 6 g,蝉蜕 6 g,紫花地丁 10 g,僵蚕 10 g,地龙 6 g,灯心草 6 g,水煎服 3 剂而愈。

重症者另加朱砂 0.5 g、琥珀粉 3 g、人工牛黄粉 0.3 g,用上方药汁冲服。

64.未济卦脉

䷿未济　未济卦第六十四　火水未济　离上坎下

未济卦,碣火求珠,忧中望喜之象。未济卦脉象:左手寸、关、尺脉滑数;右手寸、关、尺脉细小无力。

医案:苏某,男,48 岁,1984 年 5 月 12 日就诊。舌象:舌尖红,中干黑,舌苔薄黄。脉象:未济卦脉。患者自述 3 天前右下腹痛,逐日加重,肌注青霉素、链霉素未能控制,不敢直腰,行动时下腹有牵制感,医院诊断为急性阑尾炎。

处方:生黄芪 12 g,金银花 10 g,川朴 10 g,大黄 12 g,枳实 12 g,重楼 6 g,丹皮 20 g,败酱草 20 g,老鹳草 10 g,乳香 10 g,没药 6 g,蒲公英 20 g,蝉蜕 6 g,紫花地丁 10 g,川楝子 15 g,元胡 15 g,水煎服 9 剂,每日一剂,早、晚各服一次,每次用药汁冲服玄明粉 5 g。

5 月 21 日复诊,症状消除,脉象为遁卦脉,为正常人脉。患者如有恶心呕吐者,加藿香 10 g,半夏 6 g;腹胀者加白芍 10 g,当归 10 g,木香 6 g。

主要参考书目

[1](战国)秦越人撰:《难经》,清光绪刻本。

[2](战国)佚名撰:《黄帝内经素问》,人民卫生出版社 1963 年版。

[3](汉)张仲景撰,(金)成无己注解:《注解伤寒论》,清光绪刻本。

[4](汉)许慎撰:《许氏说文解字》,上海铸记书局 1920 年石印本。

[5](汉)孔安国传,(唐)孔颖达疏:《尚书正义》,(清)阮元校刻《十三经注疏》,中华书局 1980 年影印本。

[6](汉)毛亨传,(汉)郑玄笺,(唐)孔颖达疏:《毛诗正义》,(清)阮元校刻《十三经注疏》,中华书局 1980 年影印本。

[7](汉)郑玄注,(唐)孔颖达疏:《礼记正义》,(清)阮元校刻《十三经注疏》,中华书局 1980 年影印本。

[8](汉)张仲景撰,陆渊雷编注:《金匮要略今释》,人民卫生出版社 1958 年版。

[9](汉)魏伯阳撰,(明)朱元育注:《参同契批注》,北京师范大学出版社 1989 年版。

[10](魏)王弼、(晋)韩康伯合注,(唐)孔颖达疏:《周易注疏》,上海古籍出版社 1989 年版。

[11](晋)王叔和撰:《脉诀》,清光绪刻本。

[12](晋)杜预注,(唐)孔颖达疏:《春秋左传正义》,(清)阮元校刻《十三经注疏》,中华书局 1980 年影印本。

[13](隋)巢元方撰:《诸病源候论》,人民卫生出版社 1955 年版。

[14](唐)李鼎祚撰:《周易集解》,九州出版社 2003 年版。

[15](宋)朱熹撰:《周易本义》,清光绪刻本。

[16](宋)苏轼撰:《东坡易传》,上海古籍出版社 1989 年版。

[17](宋)邵雍撰:《皇极经世书》,中州古籍出版社 1993 年版。

[18](元)朱丹溪撰:《脉因证治》,上海科学技术出版社 1958 年版。

[19](明)张世贤撰:《图注脉诀辨真》,明天启刻本。

[20](明)李时珍撰:《濒湖脉学》,清光绪刻本。

[21](明)戴思恭撰:《秘传证治要诀》,商务印书馆 1937 年版。

[22](明)李念莪撰:《内经知要》,人民卫生出版社 1963 年版。

[23](明)张介宾撰:《景岳全书》,上海科学技术出版社 1984 年版。

[24](明)尹真人弟子撰:《性命圭旨》,上海古籍出版社 1989 年版。

[25](清)汪昂撰:《医方集解》,清康熙刻本。

[26](清)端木国瑚撰:《周易指》,清道光刻本。

[27](清)林佩琴撰:《类证治裁》,上海科学技术出版社

1959 年版。

[28](清)喻昌撰:《医门法律》,科技卫生出版社 1959 年版。

[29](清)宋书升撰:《周易要义》,齐鲁书社 1988 年版。

[30](清)李道平撰:《周易集解纂疏》,中华书局 1994 年版。

[31](清)李光地撰:《周易折中》,九州出版社 2002 年版。

[32](清)焦循撰:《易学三书》,九州出版社 2004 年版。

[33](清)杭辛斋撰:《杭氏易学七种》,九州出版社 2005 年版。

[34](清)惠栋、(清)江翻合撰:《周易述》,九州出版社 2006 年版。

[35]高亨:《周易大传今注》,齐鲁书社 1979 年版。

[36]尚秉和:《周易尚氏学》,中华书局 1980 年版。

[37]张立文:《帛书周易注译》,中州古籍出版社 1992 年版。

[38]陈仁仁:《战国楚竹书〈周易〉研究》,武汉大学出版社 2010 年版。

后记

孔子曰:“不占而已矣。”圣人阐明了《易经》思想体系和经文的重要性。周代的占卜法与后世金钱课占算法不同,而断占之据皆应以经文、传释之意为准。因古经文的年代久远,文辞晦涩难懂,后世为便于预测衍生出《火珠林》《卜筮正宗》等理论专言占算,经文遂被忽视。《易经》的哲学思想是上古贤人仰观俯察自然界阴阳消长的规律,从千余年无数次卜筮、观兆象、算筮数与事情发展过程和结果之间的关系,总结并反复验证,寻找出的事物发展变化的规律,融会贯通形成天人合一的思想体系。万变不离其宗,宗即基本规律。卦、爻辞之和约为450条信息,概括了人间万事的基本规律,观其象,玩其辞,参悟后能有所获,从而开拓我们的思路,解决疑惑。掌握这些信息的真正含义,悟出事物的发展规律,可以达到预知、先觉、趋吉避凶的目的。故荀子曰:“善易者不占。”

占算是《易经》的形,经文阐明的规律是《易经》的神。原始社会部落首领的梦想是能预知未来。中国的占算史自上古开始,无文字时按象、兆断吉凶,口口相传其辞;有文字后,经文得以代代流传。文字传抄难免笔误、遗漏,字迹不清晰时难免猜度、估计，以讹传讹。故今本之《易》个别之处难免有误，为求其真意，必须研究古本之《易》，还原《易》之本义。从出土的帛书、简书中有些千年不解之意得以迎刃而解，所以随着考古事业的不断发展，特别是先秦文献的出土，古本《周易》完整版必将重见天日，届时无疑是经学研究的一大幸事。本书上篇也就近年来简、帛《易》的研究成果进行了借鉴，尽可能展现《易经》原义。

《黄帝内经》《伤寒论》等中医名著的理论基础多源于《周易》，易医之学源远流长。医、易会通，历代名医对《周易》大多有深入研究，在他们的著作中也能看出融会贯通了《易》的哲学思想。能用《易》者，谓知《易》也。研究任何学问如果与实际应用相脱离，就丧失了它存在的价值。本书下篇论述了毕林德（家父林德公）独创的六十四卦脉学理论和发现的针灸穴位以及临床诊断病例、验方，阐明了易医学理论，旨在弘扬《周易》在中医方面的实际运用，可以成为中医学者和易学研究者的参考资料。

一生何求？孔子曰："三十而立。"我自十岁起承蒙家父林德公教诲，启蒙易学，背诵《周易》歌诀，听讲《易经》基础知识，学习书法特别是繁体字，笔名毕肇罡。父亲之循循善诱历历在目，家中《周易》类、中医类藏书颇丰，他常说"开卷有益"。谈论学问时他曾告诫我：当求甚解，知其所以然。我耳濡目染，日积月累，逐渐掌握了易学、中医学方面的相关知识。我三十岁时立志为易医学事业奋斗，四十岁时更加坚定了这个人生目标。

家父毕林德（1943～2012），字双林，号兵山，祖籍青岛毕家上流庄，生于济南。少年时代家中贫穷且有患者，因是家中长子，妹妹众多，高中毕业便放弃了考大学的机会而参加了工作。他在业余时间自学中医等方面的知识，1962 年起参加了济南第二干部业校大专班中国文学课程的学习，受教于李文山先生。李先生 20 世纪 30 年代初毕业于北京师范大学，国学根底深厚，家父课余时间向李先生学习了《周易》方面的初级理论。此间结识了同门师兄、历下名医赵蓬山大夫，经其引荐拜会了山东名医刘东升先生，经过数年刻苦学习，在中医学方面奠定了坚实基础。1980年，他经朋友引荐拜侯丹峰先生为师，系统地学习《周易》，在易学方面突飞猛进，精研了《周易指》《皇极经世书》《参同契》《杭氏易学》《周易尚氏学》等著作，创立了卦象诊脉法。1985年，他在山东大学与刘大钧教授论道时说："我已经将六十四卦运用到三根手指上了，可谓三指禅。"此言深受刘教授赞许，两人谈论得很投机，刘教授亲自将家父送出校门口。后因家庭的诸多变故，家父没能参加刘教授组织的《周易》在中医方面运用的论坛，一直感到很遗憾。他行医三十年，不断完善易医学理论，在实践中与其创立的理论互相印证，取得了良好的治疗效果，被患者誉为"毕一针"。家父一生勤奋好学，淡泊名利，一心为患者着想，以为他们解除病痛为乐；晚年时总结经验著书立说，废寝忘食，以至于积劳成疾，在病榻上仍不忘为笔者讲解易医学知识、传道解惑，为国学传承奋斗到了生命的终点。

侯丹峰先生(1892～1988)，济南人，中华民国初期受浙江海宁的杭辛斋先生思想影响，青年时代便走上易学研究之路，在济南从事《周易》预测占卜工作。先生以《易经》经文之义为主、纳甲法为辅进行预测占算，精研了《参同契》《天仙正理》《慧命经》《皇极经世书》，在易学、象数学、导引养生学方面都有独到见解。侯先生年近九十岁时收家父为徒，为其口述讲解了《周易本义》《皇极经世书》《易楔》等经典著作。先生九十六岁临终时嘱托爱徒要将经学发扬光大。

抚今追昔，此书是三代人前赴后继，薪火相传，血汗凝结而成。先辈们的道德文章，高山仰止，仁心仁术，大医精诚。经学与中医事业可谓"江山如此多娇，引无数英雄竞折腰"。

本书能和广大读者见面必须感谢山东大学出版社工作人员的独具慧眼和辛苦工作。山东电力中心医院中医科主任程志鹏博士,对本书中医部分的撰写提出了宝贵意见和建议,谨此致以深深的谢意。需要特别感谢为本书写作做出重大贡献的家母郑铁慧女士,她与家父彼此相爱,忠诚相伴终生。还要感谢在家父病重期间给予特殊贡献的亲人:刘友、岳克旺、陈旭东同志以及全力相助的亲属、友人郑敏、郑捷、岳美芳、赵强、赵锐、张颐、徐庆潼、毕元珂、毕东德、毕乐德、毕肇旭、张学军、柏珞珈、柏劼、张蕊、张春美、陈刚、张白、井波同志。

毕颖写于屯益堂

2018年6月29日